职业健康标准及实施指南

（2022）

孙新　朱秋鸿　主编

中国标准出版社

北　京

图书在版编目（CIP）数据

职业健康标准及实施指南.2022/孙新，朱秋鸿主编.—北京：中国标准出版社，2023.9
ISBN 978-7-5066-5660-3

I.①职… II.①孙… ②朱… III.①职业病—预防（卫生）—卫生标准—中国—指南 IV.①R135-65

中国国家版本馆 CIP 数据核字（2023）第 168319 号

中国标准出版社出版发行
北京市朝阳区和平里西街甲 2 号（100029）
北京市西城区三里河北街 16 号（100045）
网址 www.spc.net.cn
总编室：（010）68533533 发行中心：（010）51780238
读者服务部：（010）68523946
中国标准出版社秦皇岛印刷厂印刷
各地新华书店经销
*
开本 880×1230 1/16 印张 10.5 字数 300 千字
2023 年 9 月第一版 2023 年 9 月第一次印刷
*
定价 88.00 元

编　委　会

主　编　　孙　新　　朱秋鸿

副主编　　张美辨　　李文捷　　余　晨

编　委　（按姓氏笔画排序）

丁帮梅　　王如刚　　叶　俏　　邢彩虹

戎伟丰　　刘　拓　　许忠杰　　李添娣

吴邦华　　吴诗华　　张　华　　张　明

陈嘉斌　　周珊宇　　秦　鹏　　鲁　洋

谢晓霜

前　　言

党的二十大报告中明确提出"人民健康是民族昌盛和国家强盛的重要标志。把保障人民健康放在优先发展的战略位置，完善人民健康促进政策。"职业健康作为全面健康的重要组成部分，涉及保障全民劳动与健康基本权利的民生大事。职业健康标准以保护劳动者健康为目的，在促进劳动者职业健康、实施健康中国战略方面发挥着重要作用。

为更好地帮助职业健康专业技术人员深入理解和正确掌握2022年发布的职业健康标准，国家卫生健康标准委员会职业健康标准专业委员会秘书处组织有关专家撰写了《职业健康标准及实施指南（2022）》，主要对2022年发布的职业健康标准的技术内容和制定依据进行说明和解释。

本书分为3个部分。第一部分为标准实施指南（第一章~第六章），主要包括2022年制定并发布的3项职业病诊断标准、1项生物检测方法标准、1项职业接触生物限值和1项职业接触限值；第二部分内容是5项标准文本和1项标准修改单；第三部分是3项强制性国家职业卫生标准解读。

本书既是一本专业资料汇编，又是一本内容全面的工具书，适用于从事职业病危害因素监测、评价、控制、职业健康监护和职业病诊断等职业健康专业技术人员。从事职业病防治相关工作的人员亦可参考。

值本书出版之际，感谢专家的指导，感谢标准起草组在编写过程中作出的贡献！

由于编写时间有限，虽经反复修改和完善，书中难免存在疏漏和不足，殷切期望各位专家和同行不吝指正。

编　者
2023年5月

目　录

第一部分　标准实施指南

第二部分　标准文本

第三部分　标准解读

第一部分

标准实施指南

第一章　GBZ 4—2022《职业性二硫化碳中毒诊断标准》

一、背景资料

1. 标准制修订的意义

GBZ 4—2002《职业性慢性二硫化碳中毒诊断标准》自 2002 年发布实施以来，在慢性二硫化碳中毒的诊断、治疗中起到了积极的指导作用，切实维护了广大劳动者的权益。近年来，随着我国职业性二硫化碳中毒诊断人数不断上升，2002 年版标准在临床应用过程中发现了一些不足，如无职业性急性二硫化碳中毒诊断及处理的相关内容，现有的诊断分级和处理原则出现了一些与其他现行标准不一致的地方，给该职业病诊断和处理带来不便。因此，在分析现有相关文献资料和总结临床实践的基础上，对 2002 年版标准进行了修订和完善。

2. 生产使用情况和职业接触情况

二硫化碳有广泛的工业用途，包括生产黏胶纤维、玻璃纸和橡胶硫化等，此外也用于矿石浮选，制造四氯化碳、防水胶，谷物熏蒸，精制石蜡、石油，实验室色谱分析以及作为溶剂用于溶解脂肪、清漆、树脂等，在这些作业中劳动者都有机会接触二硫化碳。我国是二硫化碳的生产和使用大国，截至 2018 年，国内二硫化碳实际年产量约 70 万 t，而国外实际年产量总和约 49 万 t。国内有多家企业在生产中使用二硫化碳，主要集中在江苏、山西、山东等地。根据职业病网络报告，近 10 年慢性二硫化碳中毒诊断人数不断上升，职业性二硫化碳中毒已成为我国常见的职业性周围神经病之一。

3. 健康效应

急性二硫化碳中毒主要发生在管道泄漏、设备维修和井下作业时，均为职业接触中毒，以呼吸道吸入和皮肤接触为主，部分为混合中毒。二硫化碳对中枢神经系统、周围神经系统、心血管系统均有毒性作用，但以中枢神经系统损害为主。

慢性二硫化碳中毒主要原因为长期呼吸道和皮肤接触，表现为周围神经和中枢神经损害。

4. 发病情况

起草组共收集职业性急性二硫化碳中毒病例 204 例（包括国外 3 例，其中 2 例来自美国，1 例来自日本），筛选出资料相对较全的 172 例作为分析对象，其中 138 例为急性二硫化碳中毒病例（占 80.2%），34 例为二硫化碳和硫化氢混合中毒病例（占 19.8%），172 例患者中男性 135 例，女性 37 例，年龄为 20 岁~50 岁，平均年龄为（23.9±6.8）岁，无既往疾病史，烟酒史不详。急性二硫化碳中毒一般发病急，以呼吸道短期大量吸入为主，潜伏期一般为数分钟至数小时，未发现迟发性脑病。根据病情程度，治疗时间一般为 7 d~40 d。大部分患者经有效治疗后好转或治愈，少部分留有后遗症（案例中发现 8 例），患者死亡 2 例，死亡原因为脑水肿或心脏病。

收集职业性慢性二硫化碳中毒病例 445 例，男性 323 例，女性 122 例，年龄为 21 岁~66 岁，平均年龄为（46.6±7.6）岁，职业健康检查个案达 8 100 余人次。慢性中毒病例主要来源于 10 余年来收集的职业病诊断和治疗病例。主要症状为头痛、头晕（84.9%）、乏力（81.3%）、失眠多梦（80.9%）、易激惹、记忆力减退（58.9%）或四肢无力、麻木、疼痛（74.8%）等。

二、国内外相关标准研究

1. 国外相关标准

目前，国外二硫化碳的生产和使用主要分布在美国、阿根廷、印度尼西亚、印度、日本、韩国等国家，美国国家职业安全卫生研究所（NIOSH）和意大利、法国、韩国、日本等国家的科研机构先后发布了二硫化碳的推荐浓度、早期诊断推荐指标，并对慢性二硫化碳中毒的定义、个案报道、发病机制、诊断方法、预防等进行了详细说明。诊断时推荐的指标包括但不限于神经-肌电图、脑电图（特别是脑诱发电位）、甲状腺素、前庭功能测试、临床症状、流行病学特征、眼底微动脉瘤、心脏疾病、听力损失等。国际上并没有统一的诊断标准，由于各个国家和地区的经济发展水平、政策发布及赔偿机制等不同，因此职业性二硫化碳中毒的诊断标准也存在差异。

2. 国内相关标准

我国 1982 年发布了 GB 3233—1982《职业性慢性二硫化碳中毒诊断标准及处理原则》，后于 2002 年修订为 GBZ 4-2002《职业性慢性二硫化碳中毒诊断标准》。

GBZ 4—2022 是《中华人民共和国职业病防治法》（以下简称《职业病防治法》）的配套标准，是强制性国家职业卫生标准，依据 GB/T 1.1—2020《标准化工作导则 第 1 部分：标准化文件的结构和起草规则》和 GBZ/T 218—2017《职业病诊断标准编写指南》给出的规则和要求编写。

GBZ/T 247《职业性慢性化学物中毒性周围神经病的诊断》、GBZ 76《职业性急性化学物中毒性神经系统疾病诊断标准》、GB/T 16180《劳动能力鉴定 职工工伤与职业病致残等级》及 GBZ/T 228《职业性急性化学物中毒后遗症诊断标准》是本标准修订的重要参考。

本标准与 GBZ 74《职业性急性化学物中毒性心脏病诊断标准》、GBZ 78《职业性化学源性猝死诊断标准》等进行了协调和衔接。

三、制修订内容和依据

1. 增加了急性二硫化碳中毒相关内容

（1）增加了诊断原则、诊断分级和处理原则

GBZ 4—2002 中无急性二硫化碳中毒诊断及处理的有关内容，而实际工作中急性中毒病例时常被发现，同时急性二硫化碳中毒和慢性二硫化碳中毒发病机制及临床表现侧重点不同，为

了对这些急性中毒患者进行诊断、治疗及工伤等级鉴定，增加了相关内容。

二硫化碳为无色或微黄色透明液体，密度为 1.26 g/cm³（20 ℃），沸点为 46.3 ℃，室温下易挥发，于 130 ℃~140 ℃会自燃，能与空气形成爆炸性混合物。纯品带有芳香味，工业品含杂质，有烂萝卜味，溶于水，能溶于醇和醚，具有很强的溶解能力。

急性二硫化碳中毒主要集中在黏胶纤维、橡胶助剂等行业。主要中毒途径为呼吸道吸入和皮肤接触，偶有胃肠道途径；常常与硫化氢发生混合中毒，可出现闪电样死亡。二硫化碳经呼吸道、皮肤吸收后，原形在体内与氨基、巯基和羟基结合生成有机硫化合物，进而代谢为 2-硫代噻唑烷-4-羧酸（TTCA），占代谢量的 70%~90%，少部分经中间代谢产物最终代谢成二氧化碳。

起草组收集筛选国内外多年来职业性急性二硫化碳中毒病例，并对其中 172 例中毒临床特征进行总结、分析。研究显示，急性二硫化碳中毒病例在短时间接触较高浓度的二硫化碳后，主要表现为中枢神经受损，出现头痛、头晕、恶心、呕吐、乏力、失眠多梦、易激惹等症状，可伴有晕厥或肢体抽搐等表现，也有步态蹒跚、醉酒样改变、意识障碍等中枢神经症状和体征；同时部分患者还伴有肢体麻木、疼痛等周围神经受损表现，主要表现为运动神经的传导速度减慢，以脱髓鞘改变为主。这些病例的症状、体征和相关临床检查结果提示，急性二硫化碳中毒对中枢神经系统和周围神经系统具有毒性作用，但以中枢神经系统为主，周围神经为辅。

（2）增加了急性中毒分级

急性二硫化碳中毒主要表现为脑水肿和颅内压增高，分级以主要靶器官中枢神经系统损害的临床表现作为主要依据，按照意识障碍程度分级，分为轻、中、重 3 级（参照 GBZ 76）。

急性二硫化碳中毒除出现不同程度的意识障碍，还可伴有抽搐，抽搐在病情较轻时以四肢阵发性抽搐为主，随着病情加重，表现为癫痫大发作样或全身强直性抽搐，甚至出现癫痫持续状态。由于在 GBZ 76 中急性轻度中毒性脑病的分级指标中无抽搐，而急性二硫化碳中毒部分患者出现抽搐，故将肢体抽搐放入轻度中毒的症状，将强直性抽搐表述为 GBZ 76 中的癫痫大发作样抽搐。

急性二硫化碳中毒除中枢神经系统损害的表现，常可导致周围神经病和心脏的损害。由于中毒性脑病的严重程度与心脏的损害及周围神经损害病变程度不平行，故将周围神经病和心脏的损害放在 GBZ 4—2022 的附录 A 的 A.4 中描述。出现周围神经病，其诊断分级和治疗参照 GBZ 76 处理；心脏的损害主要表现为心电图 ST-T 改变、Q-T 间期延长、心律失常以及心肌酶谱和肌钙蛋白异常，其诊断分级与治疗参照 GBZ 74 处理。

经统计，在起草组收集的急性中毒病例中，出现轻度中毒性周围神经病共 47 例，占 27.3%，主要表现包括肢体麻木疼痛、四肢远端痛觉和（或）触觉障碍、跟腱反射减弱、四肢肌力轻度降低、音叉振动觉障碍、神经源性轻度损害等；出现中度中毒性周围神经病共 6 例，占 3.5%，表现包括四肢痛觉、触觉障碍达肘、膝以上，跟腱反射消失，神经源性中度损害等；出现重度中毒性周围神经病 1 例，发生肌萎缩。临床上未发现迟发性脑病，未发现类似有机磷中毒的迟发性周围神经病的病例。

另外，在急性中毒病例中，出现 ST-T 改变、T 波低平倒置等心电图心肌缺血性改变的为

5

16 例，占 9.3%，其中有 5 例 ST 段下移达到 0.15 mV，达到中度中毒性心脏病诊断标准，占 2.9%；出现 Q-T 间期延长 1 例；低钾血症 7 例，占 4.1%，血钾值为 2.7 mmol/L～3.1 mmol/L，低于正常值；心肌酶谱 9 例增高，占 5.2%，其中 7 例未描述具体数值，1 例肌酸激酶同工酶（CK-MB）在正常值 2 倍以上，达到心肌酶谱中度增高（仍属于轻度中毒性心脏病）；2 例出现心肌梗死样改变，1 例心室停搏，1 例心室颤动，均达到重度中毒性心脏病诊断标准。

起草组建议如果出现中毒性心脏损害，参照 GBZ 74 分级。考虑到 GBZ 74 发布比较早，对于心肌酶谱的异常以 CK-MB（经典金标准）超过正常值倍数为分级依据，而目前临床认为，心肌损害和急性心肌梗死时肌钙蛋白 T/I 比 CK-MB 更为灵敏，临床基本应用肌钙蛋白 T/I、CK-MB、肌酸激酶（CK）、天门冬氨酸氨基转移酶（AST）、乳酸脱氢酶（LDH）、α-羟基丁酸脱氢酶（HBDH），因此起草组建议上述检查及冠状动脉 CT（电子计算机断层扫描）血管成像、冠状动脉造影等技术可作为诊断参考。

急性二硫化碳中毒导致严重的中枢神经系统和心脏损害，可引起猝死，其诊断与处理可参照 GBZ 78。

2. 删除了慢性二硫化碳中毒诊断标准中的观察对象

由于观察对象不属于职业病患者，且我国现行法律法规中无明确适用于观察对象处理的条款，因此 GBZ 4—2002 中观察对象内容不再适用，可通过职业健康监护进行观察。

3. 修改了慢性二硫化碳中毒相关内容

（1）调整了慢性二硫化碳中毒诊断分级，修改了慢性二硫化碳中毒诊断分级中肌力分级及神经-肌电图的内容

GBZ/T 247—2013 中将慢性化学物中毒性周围神经病分为轻、中、重三级，而 GBZ 4—2002 的慢性中毒分为轻、重两级，两者的分级不一致。因临床慢性二硫化碳中毒病例有肌力减退和肌肉萎缩症状，为了保持与 GBZ/T 247—2013 的一致性，在慢性中毒中增加了肌力改变的内容，并将神经-肌电图提示周围神经损害的程度按 GBZ/T 247—2013 分为轻、中、重 3 级。

神经-肌电图检查对慢性二硫化碳中毒早期诊断有重要意义。慢性二硫化碳中毒以周围神经轴索损害为主，神经传导速度检查可出现运动及感觉传导速度减慢、波幅降低、运动神经远端潜伏期延长，肌电图检查可见自发电位、正锐波，小力收缩时运动单位平均时限延长、多相电位增多，大力收缩时呈单纯相或混合相等。因此，应重点检查四肢远端肌肉的肌电图及四肢运动、感觉神经传导速度等。根据临床技术发展和新标准发布，神经-肌电图的检查方法及其结果判断基准参考标准由 GBZ 76 修改为 GBZ/T 247。神经-肌电图检查仍是诊断慢性二硫化碳中毒重要指标之一，对于神经损伤定位、损伤程度和病情转归都有很好的参考价值，神经传导中运动神经和感觉神经的损害均可作为诊断指标。

（2）慢性中毒分级调整为 3 级

关于轻度中毒，GBZ/T 247 中描述："四肢对称性手套、袜套样分布的感觉减退或过敏，同时伴有振动觉障碍或跟腱反射减弱"，将振动觉障碍或跟腱反射减弱作为同时伴有条件；考虑到正常老年人下肢的振动觉减退或消失也是常见的生理现象，因此，为了突出跟腱反射减弱的客

观重要性，标准沿用了 GBZ 4—2002 的描述：四肢远端对称性手套、袜套样分布的痛觉、触觉障碍或音叉振动觉减退，同时伴有跟腱反射减弱。

在标准研制过程中，多位专家建议将肌力 4 级作为诊断条款放在轻度中毒诊断分级中。二硫化碳中毒会出现肌力的改变，是一个从轻到重的过程，突然在中度中毒中有肌力的改变，不符合临床发病的特点。但肌力检查带有主观因素，轻度中毒中的肌力 4 级受不同医生检查结果、不同患者力量大小和配合程度影响，诊断时需认真进行体格检查，准确把握肌力标准。

慢性重度中毒时出现中毒性脑病，表现为小脑性共济失调、帕金森综合征、锥体束征（偏瘫、假性球麻痹）等脑局灶损害的症状，同时可以出现易怒、抑郁、定向力障碍、幻觉、妄想等精神障碍的表现。有部分患者仅表现为中毒性精神障碍，如出现易怒、抑郁、定向力障碍、幻觉、妄想，甚至可出现精神分裂症、躁狂发作等精神障碍。这些表现在排除脑退行性疾病、血管性痴呆及其他原因所致的脑局灶损害或精神障碍后，应考虑为重度中毒。

4. 调整了处理原则的内容

① 删除了观察对象处理的内容；

② 增加了急性中毒处理的相关内容：如急性中毒以纠正脑缺氧、改善脑循环、防治脑水肿等，调整了慢性中毒治疗内容，突出神经修复、再生治疗和处理。

5. 修改了附录 A 内容

（1）A. 3

关于急性中毒浓度问题，根据《中华职业医学》（第 2 版），二硫化碳一次性吸入浓度在 500 mg/m³ ~ 700 mg/m³ 时，可无作用或有轻微作用，在 1 000 mg/m³ ~ 1 200 mg/m³ 时，可导致轻度作用，在 1 500 mg/m³ ~ 1 600 mg/m³ 时，可出现急性中毒，超过 3 600 mg/m³ 时，可出现严重症状，在 10 000 mg/m³ ~ 12 000 mg/m³ 时，可出现危险症状，超过 15 000 mg/m³ 时，可致死。但实际中，急性中毒病例接触浓度可高达 1 500 mg/m³ ~ 12 000 mg/m³，超标数百倍甚至数千倍，但也有已经发生中毒患者的检测浓度为 50 mg/m³ ~ 300 mg/m³。

考虑到急性中毒检测时的浓度常常为事后检测，不是中毒发生时第一现场的浓度，故文献资料中检测浓度相对较低（低于 1 000 mg/m³），可能不能完全反映中毒现场的真实浓度。因此标准中对较高浓度没有具体描述，一般为超标数倍以上。

（2）A. 5

急性中毒患者脑水肿严重时可出现颅内压增高，瞳孔缩小，甚至发生呼吸抑制。文献报道中有 2 例急性中毒猝死案例，一方面，该中毒为二硫化碳和硫化氢混合中毒，出现呼吸抑制，1 例心室停搏，1 例心室颤动，此 2 例患者现场接触二硫化碳浓度为 2 073.14 mg/m³，二硫化碳浓度超过国家职业卫生标准数百倍，硫化氢浓度为 64.5 mg/m³，硫化氢超标 6 倍，均未达到致死浓度，起草组认为两者联合作用也可能导致猝死。另一方面，《化学物质毒性全书》（夏元洵主编）中描述，工作场所二硫化碳浓度超过 15 000 mg/m³ 可出现致死。因此标准中增加了二硫化碳中毒猝死参照 GBZ 78 诊断与处理的内容。

（3）A.7

慢性轻度中毒是在头痛、头晕、乏力、失眠多梦、易激惹、记忆力减退或四肢无力、麻木、疼痛等症状基础上，同时具有 3 项表现之一：

① 四肢远端对称性手套、袜套样分布的痛觉、触觉障碍或音叉振动觉减退，同时伴有跟腱反射减弱；

② 肌力 4 级；

③ 神经-肌电图检查显示有神经源性损害。

上述 3 项表现是并列关系。主观症状是诊断基础，根据所收集患者症状及文献资料确定，3 项表现是诊断必要条件。修订后的标准突出体征的异常和神经-肌电图检查的神经源性损害，而 GBZ 4—2002 中周围神经损害的表述方式容易引起误解。

（4）A.8

慢性二硫化碳中毒可致多发性周围神经病，轻度中毒主要表现为四肢远端麻木、感觉异常、下肢无力、腓肠肌疼痛，体格检查可见四肢对称性手套、袜套样分布的痛觉、触觉及音叉振动觉障碍；保留振动觉检查，与 GBZ/T 247 保持一致。检查跟腱反射虽有 4 种方法，但诊断学多使用俯卧屈膝位法，因此建议检查时取俯卧屈膝位法。

（5）A.9

根据文献资料及临床病例，二硫化碳慢性中毒以周围神经轴索损害为主，严重时可伴脱髓鞘病变。GBZ 4—2002 中肌电图及传导速度检查方法和正常值参考 GBZ 76，但 GBZ 76 所用方法和参考值在当前神经内科临床及神经-肌电图检查中均已不再使用，为保持与临床周围神经病诊断标准的统一性，在 GBZ 76 相关内容未更新之前，为了诊断结果的科学性和时效性，修改为检查方法及结果判断基准见 GBZ/T 247。

神经-肌电图关于周围神经损害严重程度的参考指标中波幅改变重要性高于传导速度的改变，故 GBZ 4—2022 引用了 GBZ/T 247 中神经-肌电图关于周围神经损害严重程度的分级标准。GBZ/T 247 中明确，周围神经轻度损害指运动神经传导速度（MCV）或感觉神经传导速度（SCV）的测定值与正常下限值相比，速度减慢或波幅下降 25% 以内；周围神经明显损害指 MCV 或 SCV 的测定值与正常下限值相比，速度减慢或波幅下降 25%～45%；周围神经严重损害指 MCV 或 SCV 的测定值与正常下限值相比，速度减慢或波幅下降 45% 以上。

肌电图（EMG）可提供失神经和神经再支配的信息，鉴别神经源性损害和肌源性损害，反映病变的程度和范围及发现亚临床周围神经损害。神经传导速度（NCV）的测定可反映周围神经的功能状态，有助于鉴别周围神经髓鞘损害或轴索损害以及损害的程度。EMG 和 NCV 检查的结合有助于周围神经、神经丛、神经根及前角细胞病变的定位诊断。此两项检查结果在诊断时可作参考。

（6）A.10

主要明确界定慢性中毒性脑病和中毒性精神障碍的临床表现。起草组沿用了 GBZ 4—2002 的描述，将中毒性脑病和中毒性精神障碍分开描述，主要为区分有中毒性脑病合并精神障碍和仅有中毒性精神障碍表现的临床案例。

（7）A.13

文献中对体感诱发电位（SEP）和视觉诱发电位（VEP）研究相对较多，研究发现接触人群 VEP 和 SEP 传导时间延长、速度减慢。按 GBZ 76 中 A.8，在中毒性脑病时，常用的脑诱发电位可出现中枢段异常，且与意识障碍程度相关。关于脑干听觉诱发电位（BAEP）和认知电位（P300 电位）的研究，临床报道不多，其辅助诊断的作用有待进一步证实。

（8）其他

删除了 GBZ 4—2002 中 A.7 视网膜微动脉瘤内容。视网膜血管变化和微动脉瘤的发展不仅与年龄有关，还与接触二硫化碳浓度有关。有资料显示，长期接触二硫化碳人群眼底视网膜微动脉瘤的发病率高于普通人群，但临床缺少不同年龄组接触与非接触人群的视网膜血管变化和微动脉瘤发病率比较，不能排除年龄对接触人群的影响，故视网膜血管变化和微动脉瘤不宜作为慢性中毒的诊断指标，可以作为接触人群早期健康损害的观察指标。检查眼底需在散大瞳孔后用检眼镜观察，如发现视网膜微动脉瘤时，需要排除引起微动脉瘤的其他疾病，如糖尿病、视网膜静脉阻塞、脉络膜视网膜炎、镰刀细胞病、Eales 病、无脉症、视网膜毛细血管扩张症、严重的高血压视网膜病变、贫血、慢性青光眼、Leber 病、视网膜母细胞瘤及某些中毒性视网膜病变。

前期研究发现，长期接触二硫化碳可以引起视网膜微动脉瘤、视野变化，同时可以引起血压、血脂、心电图等的异常率增高，也有不少学者认为把视野的变化、视网膜微动脉瘤以及心血管毒性资料作为二硫化碳慢性中毒诊断的证据不足。近些年，国内及日本学者研究认为，二硫化碳的职业暴露导致视网膜微动脉瘤的发病率增加，但其统计学意义不大，还需要收集更多的证据来进一步证实。因此，起草组建议将该部分内容从标准附录中删除。

四、正确使用本标准的说明

① 由于非职业性中毒主要为消化道中毒，症状除了可出现与职业性接触二硫化碳所致中毒相似的症状体征外，还可出现口周麻木感、恶心、呕吐、上腹部灼热感等不同于职业性中毒的症状。因此本标准仅适用于职业性二硫化碳中毒的诊断。

② 经呼吸道吸收是职业性二硫化碳中毒的主要途径，其次为皮肤接触吸收，偶有胃肠道吸收。

③ 急性中毒一般发病急，短期接触较高浓度二硫化碳后，最短 3 min～5 min 发病，最长至 7 h 左右的潜伏期后发病。

④ 急性中毒患者除出现中枢神经系统损害的表现外，常可出现中毒性周围神经病和心脏损害。急性中毒性周围神经病，其诊断分级和治疗见 GBZ 76；心脏的损害主要表现为心电图 ST-T 改变、Q-T 间期延长、心律失常、心肌酶谱、肌钙蛋白等异常，其诊断分级与治疗见 GBZ 74。冠状动脉 CT 血管成像、冠状动脉造影等技术可作为诊断参考。

⑤ 急性二硫化碳中毒导致严重的中枢神经系统和心脏损害，可引起猝死，其诊断与处理见 GBZ 78。

⑥ 以中枢神经系统功能障碍为主要表现的急性二硫化碳中毒需要与急性脑血管病、外伤、

癫痫、急性药物中毒、中枢感染性疾病等鉴别。

⑦ 慢性轻度中毒的诊断起点是有肯定的周围神经损害的症状与体征，或周围神经损害时虽然体征不明显，但神经-肌电图检查显示有肯定的神经源性损害。

⑧ 跟腱反射减弱及四肢音叉振动觉减退是慢性轻度中毒的早期表现，因此，应反复仔细检查这两项体征，建议检查跟腱反射时取俯卧屈膝位法。

⑨ 神经-肌电图检查对本病诊断有重要意义。慢性二硫化碳中毒以周围神经轴索损害为主，可伴有脱髓鞘病变，因此应重点检查四肢远端肌肉的肌电图及四肢感觉、运动神经传导（速度与波幅），其检查方法、结果判断基准及周围神经损害严重程度分级参照GBZ/T 247。

⑩ 以周围神经损害为主的慢性二硫化碳中毒需要排除其他职业性、药源性、环境源性等原因引起的周围神经病，如磷酸三邻甲苯酯、甲基正丁基酮、正己烷、砷及其氧化物、氯丙烯、丙烯酰胺、1-溴丙烷、环氧化合物、呋喃类、异烟肼等中毒，以及糖尿病、感染性多发性神经炎、慢性酒精中毒、B族维生素缺乏等表现为周围神经损害的疾病。

⑪ 长期接触二硫化碳者，在短期大量暴露且疏于防护情况下，仍可发生急性中毒。如出现明显的周围神经系统损害，需注意其可能存在隐匿性慢性中毒。应结合工作现场、接触方式、吸入毒物的量、发病的时间、主要临床表现、辅助检查等进行综合判断。

⑫ 急、慢性二硫化碳中毒所致中毒性脑病患者，脑电图常显示异常，主要有以下改变：波形欠整，节律协调不佳，α波节律减少，θ波活动增多，可出现多发性棘波和尖波。常用的脑诱发电位中，VEP和SEP等出现异常，可辅助诊断。

⑬ 头颅部CT及磁共振成像（MRI）对急、慢性二硫化碳中毒性脑病的病变具有辅助性诊断价值，可显示全脑或脑局限性萎缩、局灶性损害、脑内多发对称性信号异常等。

⑭ 二硫化碳体内代谢产物2-硫代噻唑烷-4-羧酸（TTCA）特异性与灵敏度较好，能反映工人近期接触二硫化碳的量，尿中TTCA测定可作为二硫化碳近期接触的重要参考，但其在人体内代谢较快，生物半减期短，无证据显示其与急、慢性二硫化碳中毒临床表现有明显关系，故不宜作为急、慢性中毒的诊断指标。

五、典型病例举例

1. 病例1

（1）基本情况

患者，男，20岁，黄药作业操作工，2004年5月工作中因管道泄漏而吸入大量二硫化碳致昏迷，被抬至新鲜空气处约3 min后意识恢复，次日出现头晕、失眠，伴烦躁、语乱，症状逐渐加重，出现性格改变，被家人送至当地精神病院。

（2）体格检查

体温、脉搏、呼吸、血压均正常，四肢末梢痛觉减退。精神检查：意识清晰，时间、地点、人物定向完整，未引出幻觉、错觉及感知综合障碍，可引出病理性象征性思维。情感平淡且反应欠协调，自知力不完整，多独处。未见冲动、怪异行为。患者既往史、个人史、家族史无特殊情况。

（3）辅助检查 1

脑电图显示各导波率协调不佳，双顶枕区 α 节律减少，可见少量散在 θ 波活动。

（4）治疗 1

给予利培酮和口服氯硝安定以抗焦虑，改善认知，口服安坦对抗药物副作用，口服脑复新、奥勃兰营养脑细胞以及输液对症治疗，病情好转出院。出院诊断：①精神分裂症；②二硫化碳中毒；③多发性神经炎。

（5）入院检查

患者 2004 年 7 月转入当地职业病防治院。体温、脉搏、呼吸、血压均正常。一般情况可，思维清晰，语言流利，言谈切题，定向完整。未引出幻觉、错觉及思维、感知综合等障碍。四肢末梢浅感觉减退。

（6）辅助检查 2

正常心电图。颅脑 CT 平扫未见异常。脑电图全图波形欠整，阵发性短程中波幅 θ 波活动，顶枕区散在短程中波幅 α 波活动，VEP 诱发显示阵发性长程中波幅 θ 波活动，VEP 停止后未恢复背景。神经-肌电图显示为神经源性损害（腓总神经受损）。

（7）治疗 2

给予改善脑循环、镇静安神、营养神经等治疗，具体为能量合剂静脉滴注，维生素 B_1、维生素 B_{12} 肌内注射，口服复合维生素 B、安定、西比灵、全天麻胶囊等，病情好转。

（8）诊断

职业性急性重度二硫化碳中毒。

2. 病例 2

（1）基本情况

患者，男，23 岁，2009 年 4 月—2010 年 7 月在某化纤厂当操作工，接触二硫化碳，2010 年 7 月入院，表现为头昏、乏力、易怒、食欲减退伴记忆力减退、四肢麻木、四肢肌肉震颤、走路易跌倒、起身困难，偶有不能下地走路等症状。

（2）体格检查

体温 36.5 ℃，脉搏 84 次/min，呼吸 18 次/min，血压 127/77 mmHg（1 mmHg = 0.133 kPa），神清，双肺呼吸音清，无啰音，心律齐，未及病理性杂音，腹平软，无压痛，肝脾肋下未及，生理反射中膝、跟腱反射消失，三颤试验见手颤、眼颤、舌颤、闭目难立征（+），四肢肌力 4 级，四肢末端呈手套袜套样痛、触觉减退。

（3）实验室及辅助检查

血常规中血红蛋白（Hb）161 g/L，尿常规、粪常规基本正常，血糖正常，血生化显示间接胆红素（IBIL）27.2 μmol/L，总胆红素（TBIL）33.6 μmol/L，乳酸脱氢酶（LDH）228 IU/L，肌酸激酶（CK）231 IU/L，免疫全套正常，胸片未见明显实质性病灶，心电图显示窦性心律、V1R/S>1（心脏逆钟向转位），B超显示右肾结石，肝、胆、脾、左肾未见明显异常。患者神经传导速度测定：右正中神经运动末端潜伏期延长、波幅降低、传导速度降低；右尺神经和左正中神经运动末端潜伏期延长、波幅降低，感觉传导速度及波幅均降低；双侧腓总神经、双侧胫后神经运动末端潜伏期延长，波幅降低。提示神经源性损害。诊断为职业性慢性重度二硫化碳中毒。

（4）治疗

患者入院后给予营养神经对症支持治疗，辅以中医推拿、针灸和理疗等，经 31 d 治疗，患者诉头昏、乏力、四肢麻木等症状有所好转，出院。

3. 病例 3

（1）基本情况

患者，男，50 岁，2007 年 11 月—2017 年 3 月在某化工厂当合成工，既往体健，吸烟 1 200 支/年，约 20 余年。2016 年 11 月，患者渐感四肢麻木、乏力，以双下肢明显。2017 年 1 月，患者工作时出现言语错乱、语句不连贯及头晕、恶心、视物模糊症状，遂于家中休息。其间患者出现脸肿，小便泡沫多，偶有饮水呛咳，于当地医院查肌酐值为 202 μmol/L，给予改善肾功能等治疗。2017 年 7 月，患者渐行走困难，需人搀扶。2017 年 9 月，患者渐不能言语，吞咽困难。于 2017 年 11 月住入当地医院职业病科。

（2）体格检查

体温 36.8 ℃，脉搏 95 次/min，呼吸 20 次/min，血压 177/117 mmHg。神志清，慢性病容，贫血貌，不能言语，被动体位。心、肺、腹查体未见异常。四肢肌肉萎缩，痛触觉减退。右上肢肌力 2 级，左上肢肌力 1 级，双下肢肌力 1 级，双侧跟腱反射消失，右侧巴氏征阳性。

（3）实验室及辅助检查

白细胞 13.95×10⁹/L，中性粒细胞百分比 88.6%，血红蛋白 96 g/L；尿蛋白+++；尿素氮 39.3 mmol/L，肌酐 740.8 μmol/L；钾 5.0 mmol/L，镁 1.45 mmol/L，磷 1.77 mmol/L；肌钙蛋白 0.24 ng/ml，肌酸激酶 687 IU/L，肌酸激酶同工酶 18.29 U/L；前脑利钠肽 4 237.0 pg/mL。心电图显示：窦性心律，左心室肥大。神经-肌电图显示：神经源性损害伴神经传导速度减慢。颅脑 MRI 显示：脑内多发对称性异常信号，符合中毒性脑病 MRI 表现。

（4）诊断

诊断为职业性慢性重度二硫化碳中毒。

参 考 文 献

［1］徐普琴，李花莲，仇中举. 急性二硫化碳中毒致心肌损害 4 例［J］. 中国煤炭工业医学杂志，2007，10（2）：229.

［2］吴苇，袁克宜. 急慢性二硫化碳、硫化氢混合中毒 1 例临床报告［J］. 中国工业医学杂志，1998，11（1）：40-41.

[3] 方洁，张玉，孙芳. 职业性急性化学源性猝死 2 例报告[J]. 中国工业医学杂志，2002，15（2）：92-93.

[4] 成文明. 桩井下急性硫化氢、二硫化碳混合气体中毒调查分析[J]. 中国职业医学，2001，28（1）：56-57.

[5] 董秋，宋海燕，宋伟，等. 二硫化碳作业工人神经电生理检测结果分析[J]. 中华劳动卫生职业病杂志，2012，30（6）：464-466.

[6] 宋海燕，王桂珠，董秋，等. 职业性慢性二硫化碳中毒病例和观察对象的神经传导检测指标分析[J]. 中华劳动卫生职业病杂志，2012，30（6）：460-462.

[7] 包相华，战波，李友好. 急性二硫化碳致中毒性脑病一例[J]. 中华劳动卫生职业病杂志，2006，24（3）：191.

[8] 沈志远. 慢性重度二硫化碳中毒 2 例的护理体会[J]. 中国当代医药，2011，018（028）：105-106.

[9] 董志鹏，史懋功，刘文文，等. 职业性慢性重度二硫化碳中毒二例[J]. 中华劳动卫生职业病杂志，2019，37（6）：471-472.

[10] WHO. Enviromental Health Criteria 10, Carbon disulfide[S]. Geneva：WHO，1979.

[11] HUANG C C，CHU C C，WU T N，et al. Clinical course in patients with chronic carbon disulfide polyneuropathy[J]. clinical neurology & neurosurgery，2002，104（2）：115-120.

[12] MORVAI V，SZAKMÁRY É UNGVÁRY G. The Effects of Carbon Disulfide and Ethanol on the Circulatory System of Rats[J]. Journal of Toxicology and Environmental Health，Part A，2005，68（10）：797-809.

[13] SULSKY S，HOOVEN F，BURCH M，et al. Critical review of the epidemiological literature on the potential cardiovascular effects of occupational carbon disulfide exposure[J]. International Archives of Occupational and Environmental Health，2002，75（6）：365-380.

[14] SONJA K，NINA Z，WOLFGANG U，et al. Effect of Skin Protection and Skin Irritation on the Internal Exposure to Carbon Disulfide in Employees of the Viscose Industry[J]. Annals of Occupational Hygiene，2015，59（8）：972-981.

（丁帮梅、许忠杰）

第二章　GBZ 68—2022《职业性苯中毒诊断标准》

一、背景资料

1. 标准制修订的意义

为进一步规范职业性苯中毒的诊断与处理，切实保护劳动者的健康权益，促进职业性苯中毒预防工作的开展，根据 GBZ 68—2013《职业性苯中毒的诊断》发布以来在全国范围内实施情况和追踪评价的结果，修订了标准。修订后的标准名称由《职业性苯中毒的诊断》改为《职业性苯中毒诊断标准》。

2. 生产使用情况和职业接触情况

由于苯与有机溶剂或其他物质具有很好的互溶性，因此苯经常作为油漆、油墨、黏合剂等的溶剂使用。苯在工业上最主要的用途是作为化工原料，广泛用于石油化工、橡胶工业、塑料制品业、制鞋业、印刷业、制药业、钢铁制造业、运输业、建筑业等行业。苯主要通过煤焦油的回收过程生产。由于苯是原油的成分之一，汽油中含苯浓度通常为 1%～5%，炼油工业也是回收苯的主要来源。劳动者在生产过程中接触含苯的各种有机溶剂或稀释剂，或从事以苯作为生产原料的作业、工种，均有可能发生急、慢性苯中毒。其中急性苯中毒主要集中在化工行业，特别是苯经取代反应、加成反应、氧化反应等生成一系列化合物的生产过程中，包括制造塑料、橡胶、纤维、染料、去污剂、杀虫剂等。

3. 健康效应

（1）苯的性质

苯，化学物质登记号（CAS 号）为 71-43-2，分子式为 C_6H_6，相对分子质量为 78.11，是结构最为简单的芳香族碳氢化合物，在常温条件下是一种无色的透明液体，具有挥发性，当空气中浓度达到 187.5 mg/m³（50 ppm）时可闻到芳香气味。苯的相对密度为 0.878，凝固点为 5.5 ℃，沸点为 80.1 ℃，水溶性为 0.18 g/100 mL，熔点为 5.5 ℃，蒸气压为 13.3 kPa，气味阈值为 4.8 mg/m³～15.0 mg/m³。

（2）苯中毒的途径

苯经吸入或经口可以快速地被人体吸收，经皮肤也可以部分被吸收。苯吸收后主要分布于脂肪和骨髓等组织，进入人体的苯 30%～50% 经呼吸道排出，其余由肝脏代谢。苯在肝脏细胞色素 P-450 代谢成多种毒性代谢产物，如二烯二酸、苯二酚、1，2，4-苯三酚、苯醌，其中苯醌可进入细胞核与 DNA 形成共价键，导致基因突变，该作用可能与白血病的发生有关。

（3）苯中毒的剂量与健康危害

① 急性苯中毒

口服纯苯 2 mL 可以产生急性神经毒性反应，口服 15 mL 可以致死。根据欧盟 2009 年《职业病诊断指南　苯及其化合物》，高浓度苯暴露达 160 mg/m³ 时，数天至 1 月内即可能引起骨髓抑制，之后 1 月内出现血细胞异常，1 年内出现骨髓增生。立刻威胁生命或健康（IDLH）空气中的苯浓度为 1 625 mg/m³（500 ppm），单次暴露致死苯浓度为 24 375 mg/m³～65 000 mg/m³（7 500 ppm～20 000 ppm）。

急性苯中毒的症状与苯接触的方式、剂量和时间有关。经呼吸道吸入中毒和经消化道摄入中毒的起病特征不同，其中吸入苯中毒的潜伏期在 30 min～60 min，多在 30 min 以内，甚至即刻出现，通常不超过 24 h；而口服中毒多在 60 min～120 min 之间出现。

苯暴露可以引起黏膜刺激症状，包括皮疹、流泪、眼睛刺痛、鼻部不适、咽干、咳嗽等。较长时间或高浓度苯暴露可引起化学性皮肤灼伤。在短时间较高浓度苯接触后，苯可以透过血脑屏障，对中枢神经系统产生抑制作用，导致神经、精神症状，严重者有不同程度的意识障碍。与其他碳氢化合物相似，吸入苯蒸气可以导致机体发生急性化学性肺炎，出现胸闷、呼吸困难等症状。此外，苯可以增强心肌对儿茶酚胺的敏感性，导致不同类型的心律失常。高浓度的苯暴露可导致猝死。

② 慢性苯中毒

苯具有血液毒性、神经毒性、致癌性、遗传毒性、免疫毒性、生殖毒性等，引起多方面的健康损害。苯中毒的发生与个体易感性有关，是环境因素和遗传因素等共同作用的结果。慢性低剂量接触苯，可能引起血液毒性。苯经肝脏代谢后，其代谢产物导致骨髓抑制与白血病，其中骨髓抑制表现为外周血白细胞、中性粒细胞、红细胞及血小板的数量受抑制，导致白细胞减少、全血细胞减少、再生障碍性贫血、骨髓增生异常综合征（MDS）。根据对实验动物和人群的研究，国际癌症研究机构（IARC）认定苯是人类 I 类致癌物。苯所致白血病以急性髓系白血病较为常见，也可导致急性淋巴细胞白血病。

（4）发病情况

2018 年，全国共报告各类职业病新发病例 23 497 例，其中职业性化学中毒 1 333 例，职业性肿瘤 77 例，慢性苯中毒占职业病总报告例数 0.16%，占慢性化学品中毒报告例数 28%，苯所致白血病占职业性肿瘤报告例数 46%。

2022 年 5 月，国家卫生健康委员会公布了全国职业病危害现状统计调查概况。本次调查范围为全国 31 个省（区、市）及新疆生产建设兵团所属的 347 个地（市、州、师）及其 3 027 个县（市、区、团），调查行业为采矿业、制造业以及电力、燃气及水的生产和供应行业。本次调查采用抽样调查的方式，共调查正常运行的、从业人员 10 人及以上的工业企业 282 191 家，从业人员 2 211.39 万人，其中，女职工 788.12 万人，劳务派遣人员 102.70 万人，分别占被调查企业从业人员总数的 35.64% 和 4.64%。被调查企业中，存在一种及以上职业病危害因素的企业 263 723 家，占总数的 93.46%。存在职业病危害因素的企业中，存在化学毒物的企业 117 943 家，占 44.72%。被调查企业的从业人员中，接触职业病危害因素的劳动者 870.38 万人，占

39.36%。接触职业病危害因素的劳动者中，接触化学毒物的劳动者 241.06 万人，占 27.70%。

二、国内外相关标准研究

1. 国外相关标准

目前国内外职业性苯接触限值尚无统一的标准。国际劳工组织理事会于 1971 年 6 月 2 日在日内瓦召开第五十六届会议，采纳本届会议议程第六项关于防苯中毒危害的提议，于 1971 年通过《防苯中毒危害公约》，规定在工人暴露于苯或含苯产品的场所，雇主应保证工作场所空气中苯最高容许浓度（MAC）不超过 80 mg/m³。美国职业安全卫生管理局（OSHA）和 NIOSH 形成了控制苯中毒的共管体系，通过发布和实施工作场所的强制性安全和健康标准，阻止和减少因工作造成的疾病、伤害和死亡。不同国家和地区职业性苯接触限值举例见表 2-1。

表 2-1　不同国家和地区职业性苯接触限值举例

国家和地区（机构）		指标	接触限值/ (mg/m³)（ppm）	年份
美国	OSHA	PEL-TWA（8 h） PEL-STEL（15 min）	3.25（1.0） 16.25（5.0）	1987
	NIOSH	REL-TWA（10 h） REL-STEL IDLH	0.32（0.1） 3.25（1.0） 1 625（500）	1990
	ACGIH	PEL-TWA（8 h） PEL-STEL（15 min）	1.63（0.5） 8.12（2.5）	1996
欧盟		PEL-TWA（8 h）	3.25（1.0）	1997
新加坡		PC-TWA	3.25（1.0）	2004
中国		PC-TWA PC-STEL	6（1.8） 10（3.1）	2002

注：PEL——容许接触限值；REL——推荐接触限值；PC-TWA——时间加权平均容许浓度；PC-STEL——短时间接触容许浓度。

关于职业性苯中毒的诊断，国际上没有统一的标准，由于各个国家和地区不同的经济、政策及赔偿机制等，职业性苯中毒的诊断应结合具体情况制定。

2. 国内相关标准

我国制定了严格的工作场所苯接触限值和职业性苯中毒诊断标准。1956 年，我国首次颁布了相关卫生标准，规定车间内空气苯 MAC 为 80 mg/m³。1962 年，我国将工作场所空气中苯 MAC 修订为 50 mg/m³，1979 年经过再次修订 MAC 降至 40 mg/m³。此后，国内外研究表明，当工作场所苯平均接触浓度 < 32.5 mg/m³（10 ppm）和年累积接触浓度 < 130 mg/m³（40 ppm）时，劳动者仍有罹患苯中毒及苯所致白血病的风险。2002 年，我国职业卫生中标准苯的 PC-TWA 修订为 6 mg/m³，PC-STEL 为 10 mg/m³（见表 2-1）。2022 年，我国再次修订相关卫生标准，将 PC-TWA 调整为 3 mg/m³，PC-STEL 调整为 6 mg/m³。

本标准为 GBZ 68—2013《职业性苯中毒的诊断》的修订版本，标准制修订遵循科学性、可操作性、统一性、规范性的原则，根据国家职业病相关法律法规、卫生标准、规范和法规性文件的要求，结合我国实际情况进行修订。根据 GBZ 68—2013 实施以来的情况，在兼顾科学性与可操作性的情况下，依据我国的经济水平和职业病防治新形势，制修订符合我国实际情况的诊断标准。本标准既要保持 GBZ 68—2013 技术内容的延续性，又要保持与血液疾病诊断原则的统一性。

三、制修订内容和依据

1. 与规范性文件和其他标准的关系

本标准是《职业病防治法》的配套标准，是国家职业病诊断标准体系的重要组成部分，依据 GB/T 1.1—2020 和 GBZ/T 218—2017 的要求进行编写。标准修订主要参考的文件如下：GB/T 16180《劳动能力鉴定　职工工伤与职业病致残等级》、GBZ 76、GBZ 78 和 WS/T 405《血细胞分析参考区间》。

2. 主要技术变化及依据

（1）修改了慢性苯中毒诊断分级标准中血细胞计数的界限值

GBZ 68—2013 中慢性苯中毒根据外周血白细胞计数、中性粒细胞计数、血小板计数、三系受累程度，以及是否出现病态造血导致 MDS 进行分级诊断。

WS/T 405—2012 更新了中国成年人群血细胞分析参考区间（见表2-2）。根据该正常参考界值，结合国内外苯中毒病例资料，经过广泛征集意见和听取专家建议，修改了慢性苯中毒诊断分级标准中血细胞计数的界限值。慢性苯中毒引起骨髓抑制，在轻度和中度分级中，主要表现为白细胞和中性粒细胞计数下降，单独引起血小板减少症的患者较为少见，且血小板计数下降通常晚于白细胞。此次修订延续了 GBZ 68—2013 中的血小板计数界限值。为避免歧义、体现量化，有利于标准在实际工作中的应用，在慢性苯中毒轻度中毒的分级标准中，将 2013 年版标准中"白细胞计数大多低于"修订为"白细胞计数 4 次及以上低于"的表述。

表 2-2　中国成年人群血细胞分析参考区间

项　目	单　位	性　别	参考区间
白细胞计数	$\times 10^9/L$	男/女	3.5~9.5
中性粒细胞绝对值	$\times 10^9/L$	男/女	1.8~6.3
淋巴细胞绝对值	$\times 10^9/L$	男/女	1.1~3.2
嗜酸粒细胞绝对值	$\times 10^9/L$	男/女	0.02~0.52
嗜碱粒细胞绝对值	$\times 10^9/L$	男/女	0~0.06
单核细胞绝对值	$\times 10^9/L$	男/女	0.1~0.6
红细胞计数	$\times 10^{12}/L$	男 女	4.3~5.8 3.8~5.1
血红蛋白	g/L	男 女	130~175 115~150
血小板计数	$\times 10^9/L$	男/女	125~350
注：此参考区间适用于静脉血的仪器检测方法。			

（2）量化了慢性苯中毒中接触苯的职业史时间

GBZ 67—2013 中，慢性苯中毒的诊断需要根据较长时期密切接触苯的职业史。为避免对诊断标准理解的歧义和诊断差异，本次修订量化了慢性苯中毒中接触苯的职业史时间。

慢性苯中毒遵循剂量-效应关系，也与个体易感性有关。研究报道，在慢性低剂量苯接触（<2 ppm）时，仍然具有血液毒性。我国现阶段情况下，部分用人单位难以提供作业场所全程、实时、多点和可靠的苯浓度监测数据，导致准确评估作业人员苯接触剂量有现实的困难。

为量化诊断慢性苯中毒诊断中苯接触时间，起草组回顾性分析 2019 年 105 家涉苯企业苯作业人员 865 名，包括加油站的加油员、汽车维修制造喷漆工、建筑行业油漆工、制药厂分析员、印刷厂操作员。其中男性 637 名（73.6%），平均年龄为（32.3±8.0）岁，接触苯中位时间（四分位数间距）为 60（24，120）个月，范围为 3 个月~468 个月。经职业健康检查，按 GBZ 68—2013，其中 31 名苯作业人员出现外周血白细胞总数和（或）中性粒细胞计数降低，接触苯中位时间（四分位数间距）为 36（24，66）个月，范围为 3 个月~180 个月。经进一步检查，其中 1 名 38 岁的女性，接触苯作业 36 个月，从事印刷岗位工作，被诊断为职业性慢性轻度苯中毒（中性粒细胞减少症）。

起草组进一步回顾性研究 2010 年—2019 年北京、天津、深圳、青岛、上海和苏州的职业病防治机构诊断为职业性慢性苯中毒患者 190 例，其中男性 104 例（54.74%），平均年龄为（42±11）岁，接触苯作业时间中位数（四分位数间距）为 85（41，144）个月，范围为 3 个月~80 个月。患者的临床症状包括乏力（159 例）、头晕（88 例）、失眠（48 例）、记忆力减退（22 例）、皮肤黏膜出血（36 例）、反复感染（15 例）。根据慢性中毒起病时间的学术界定，结合研究结果与文献报道，经广泛征求意见和专家论证，将 2013 年版标准中"较长时期密切接触苯的职业史"修订为"3 个月及以上密切接触苯的职业史"。

（3）删除了慢性重度苯中毒诊断分级标准中的白血病

苯所致白血病在职业病分类目录中列为职业性肿瘤，在诊断职业性苯所致白血病时，应执行 GBZ 94《职业性肿瘤的诊断》。苯接触的慢性毒性试验证实了苯可以使实验动物罹患白血病，人群队列研究采用不同的苯暴露模型，提示苯接触水平与致癌风险具有高度的相关性。为区分职业性肿瘤与职业性中毒，更好地使用相对应的国家职业卫生标准，在职业性慢性重度苯中毒诊断分级标准中删除了白血病，并在附录中 A.8 中进行说明。

（4）增加了分级诊断中血细胞计数参考范围

在职业性苯中毒的诊断时，各医疗卫生机构进行血细胞计数分析，应用的血液采集方法和检测方法不尽相同。其中血液采集分为静脉血和末梢血，检测方法包括血液分析仪检测法和血涂片检测法等。GBZ 68—2022 规定采用经静脉采血和血液分析仪检测方法（见 WS/T 405）。采血方法按 WS/T 225《临床化学检验血液标本的收集与处理》有关要求执行。采血时，采用真空采血方式自肘前静脉采血，要求使用含乙二胺四乙酸盐（EDTA）抗凝剂的采血管。根据 WS/T 405 给出的中国成年人群血细胞分析参考区间（见表 2-2），修改了慢性苯中毒诊断分级标准中血细胞界限值。修改后的标准避免了误诊，体现了职业病诊断与职业健康检查、医学诊断的一致性。

（5）规范了职业性苯中毒诊断的命名格式

在 A.9 中，规定了职业性苯中毒诊断的命名格式。在进行职业性苯中毒诊断时，应注明具体的疾病诊断。

四、正确使用本标准的说明

① 职业性苯中毒的诊断应遵守和符合现行有效的法律法规、国家职业卫生标准，以及相应的医学诊断和治疗规范，包括《职业病防治法》、《职业病诊断和鉴定管理办法》、GBZ/T 265《职业病诊断通则》和 GBZ 68 等。

② 注意事项：a）本标准的第 5 章为强制性的，其余为推荐性的；b）本标准规定了职业性苯中毒的诊断原则、诊断及处理原则。本标准适用于劳动者在职业活动中由于接触苯及含苯有机溶剂引起急性或慢性中毒的诊断及处理。

五、典型病例举例

（1）基本情况

男性，32 岁，已婚。既往体健。育有一子，体健。否认吸烟史、饮酒史。否认家族性遗传病史。该劳动者在某化工厂原料生产车间从事操作工 2 年 3 个月，接触的职业病危害因素为含苯的化工原料。车间安装排风装置，劳动者有个人防护。车间内和岗位点空气中苯浓度（PC-STEL）测定值为 0.06 mg/m³～8.90 mg/m³。该劳动者每天工作 8 h，每周工作 5 d，劳动者工作环境空气中苯浓度（PC-TWA）低于 6 mg/m³。

（2）相关检查

岗前及上岗后第 1 年职业健康检查时，劳动者未诉不适，检查结果均未见异常。职业健康检查中血细胞分析均采用肘前静脉采血，使用含乙二胺四乙酸盐抗凝剂采血管，经过血液分析仪检测，白细胞计数为 3.9×10^9/L～5.6×10^9/L，中性粒细胞绝对值为 1.8×10^9/L～3.8×10^9/L，淋巴细胞绝对值为 1.8×10^9/L～2.4×10^9/L，红细胞计数为 4.4×10^{12}/L～5.1×10^{12}/L，血红蛋白（Hb）为 130 g/L～142 g/L，血小板计数为 215×10^9/L～278×10^9/L。

入职后第 2 年，该劳动者再次进行岗中职业健康检查时，主诉 3 个月以来间断出现头晕、失眠、乏力，无皮肤出血点、瘀斑，无恶心、呕吐，无发热、畏寒，纳可，二便正常，体重无明显减轻。血常规显示白细胞计数为 3.1×10^9/L，中性粒细胞绝对值为 1.9×10^9/L，淋巴细胞绝对值为 0.9×10^9/L，红细胞计数为 4.4×10^{12}/L，血红蛋白（Hb）为 132 g/L，血小板计数为 105×10^9/L。红细胞沉降率、生化全项、心电图和胸片均未见异常。职业健康检查机构告知劳动者和用人单位上述检查结果。由于劳动者出现上述异常，嘱其病休。

2 周后再次复查，劳动者仍主诉间断头晕、入睡困难，乏力较前略好转，体格检查未见异常。再次复查血常规，显示白细胞计数为 3.05×10^9/L，中性粒细胞绝对值为 1.8×10^9/L，淋巴细胞绝对值为 0.9×10^9/L，红细胞计数为 4.7×10^{12}/L，血红蛋白（Hb）为 134 g/L，血小板计数为 113×10^9/L。由于劳动者仍有全身症状和血常规异常，建议其到血液科进一步检查。血液科医生按照诊疗常规接诊，询问病史、体格检查，每 2 周复查一次血常规，并针对白细胞减少症进行鉴别诊断，补充检查外周血细胞形态学、病原学、腹部超声、骨髓细胞学检查等。

劳动者病休 3 月后，全身症状和血细胞减少仍持续，白细胞计数 4 次以上均低于 $3.5×10^9$/L，不伴中性粒细胞计数、血小板计数减少，以及血红蛋白减少。

（3）诊断

根据上述情况，职业健康检查机构按照疑似职业性苯中毒报告劳动者、用人单位，并进行网络报告。用人单位协助劳动者到职业病诊断机构要求进行职业病诊断。职业病诊断机构通知用人单位提供职业病诊断所需的相关材料，包括职业病诊断就诊登记表、职业健康检查档案、现场职业病危害因素监测材料等。

职业病诊断医师依据 GBZ 68—2022，并排除其他病因引起的血象、骨髓象等改变，将劳动者诊断为职业性慢性轻度苯中毒（白细胞减少症）。劳动者脱离苯作业岗位，进行劳动能力鉴定，定期到职业病科或血液科随诊。

参 考 文 献

［1］国家卫生健康委员会职业健康司．全国职业病危害现状统计调查概况［EB/OL］．（2022-05-09）［2022-05-09］．http：//www.nhc.gov.cn/zyjks/s3586s/202205/e391a7a3bdce44259a51d2782b9b2c60.shtml.

［2］国家卫生健康委员会．2018 年全国职业病报告情况［J］．中国职业医学，2019，46（05）：571.

［3］黄简抒，吕玲，邹和建．近期国内相关期刊报道亚急性苯中毒病例分析［J］．中华劳动卫生职业病杂志，2008，26（12）：757-759.

［4］李继猛，官玉红，罗磊，等．1979—2018 年长沙市慢性职业中毒发病特征分析［J］．中国工业医学杂志，2020，33（1）：55-58.

［5］万伟国，邹和建．国内期刊报道苯相关白血病病例及诊断分析［J］．中华劳动卫生职业病杂志，2010，28（11）：844-847.

［6］马瑞敏，李怡华，叶俏．苯中毒文献计量与热点可视化分析［J］．中华劳动卫生职业病杂志，2021，39（12）：933-937.

［7］WS/T 405—2012 血细胞分析参考区间

［8］WS/T 225—2002 临床化学检验血液样本的收集与处理

［9］OLSON K R. Poisoning & Drug Overdose［M］. 7th Edition. Mc Graw Hill，2018.

［10］European Chemicals gency. Substance Infocard：Benzene［EB/OL］．（2022-05-09）［2022-05-09］．https：//echa.eu/substance-information/-/substanceinfo/100.000.685.

［11］DROZ J，BOCKOWSKI E J. Acute benzene poisoning［J］. J Occup Med，1967，9（1）：9-11.

［12］TORMOEHLEN L M，TEKULVE K J，Nañagas K A. Hydrocarbon toxicity：A review［J］. Clin Toxicol（Phila），2014，52（5）：479-489.

［13］AVIS S P，HUTTON C J. Acute benzene poisoning：a report of three fatalities［J］. J Forensic Sci，1993，38（3）：599-602.

［14］ROTHMAN N, LI G L, DOSEMECI M, et al. Hematotoxicity among Chinese workers heavily exposed to benzene［J］. Am J Ind Med, 1996, 29（3）: 236-246.

［15］ROBERT S A, KERZIC P J, ZHOU Y, et al. Peripheral blood effects in benzene-exposed workers ［J］. Chem Biol Interact, 2010, 184（1-2）: 174-181.

［16］SCHNATTER A R, GLASS D C, TANG G, et al. Myelodysplastic syndrome and benzene exposure among petroleum workers: an international pooled analysis［J］. J Natl Cancer Inst, 2012, 104（22）: 1724-1737.

［17］GRIGORYAN H, EDMANDS W, LAN Q, et al. Adductomic signatures of benzene exposure provide insights into cancer induction［J］. Carcinogenesis, 2018, 39（5）: 661-668.

［18］GUO X, ZHONG W, CHEN Y, et al. Benzene metabolites trigger pyroptosis and contribute to haematotoxicity via TET2 directly regulating the Aim2/Casp1 pathway［J］. EBioMedicine, 2019, 47: 578-589.

［19］TIAN W, WANG TS, FANG Y, et al. Aberrant incRNA profiles are associated with chronic benzene poisoning and acute myelocytic leukemia［J］. J Occup Environ Med, 2020, 62（7）: e308-e317.

（叶俏、王如刚、张华）

第三章　GBZ/T 325—2022《疑似职业病界定标准》

一、背景资料

1. 标准制修订的意义

2002 年 5 月 1 日实施的《职业病防治法》在我国首次提出"疑似职业病"的概念。但相关法律法规和国家职业卫生标准中均未明确阐述"疑似职业病"的定义、界定主体资格和界定程序等。由于职业健康检查资质已实行备案制，不再由省级卫生健康主管部门审批，因此，如何界定疑似职业病，更需一个明确、统一的标准供医疗卫生机构参考。

起草组前期研究结果显示，广东省 2014 年—2017 年疑似职业病病例的职业病确诊率为 59.5%。职业病确诊率不高的原因主要是不同医疗卫生机构对疑似职业病的理解存在较多分歧，对疑似职业病的界定标准不统一，存在部分机构确定疑似职业病标准过于宽松的情况。待职业病诊断机构进行职业病诊断时，可能由于不满足职业病危害因素接触前提或临床表现、辅助检查结果不能达到有关职业病诊断标准中的职业病诊断起点等原因，导致被医疗卫生机构界定为疑似职业病的劳动者无法被诊断为职业病，严重影响了劳动者和用人单位的合法权益，亦可能导致劳动者、用人单位和职业病诊断机构之间产生纠纷，影响社会稳定。

因此，在法律层面对"疑似职业病"进行界定，不但可为医疗卫生机构界定疑似职业病提供规范的指引、填补职业病法律法规体系中"疑似职业病"定义的缺失，而且为职业健康检查机构质量控制管理、职业卫生监管部门实施精准监管防控提供工作抓手，从而避免同一工作场所同类职业病危害事故的再次发生和推动用人单位主体责任落实。此外，及时发现疑似职业病病例，将职业病病情控制在初期阶段，避免病情的进一步发展，可减轻劳动者、用人单位和工伤保险部门的经济负担，具有一定的经济效益，对执行和落实相关规章制度、实现职业病防治立法目的、保障劳动者健康权益和用人单位合法权益均有重要的社会效益。

2. 疑似职业病报告情况

（1）基本情况

广东省 2014 年—2017 年共报告疑似职业病病例 10 155 例，病种涉及职业病目录中的 8 大类共 57 种，其中疑似职业性耳鼻喉口腔疾病占 58.9%（噪声聋为主，占 99.9%），疑似职业性慢性化学中毒占 24.6%（苯中毒为主，占 88.4%），疑似职业性尘肺病占 12.8%（矽肺为主，占 45.6%），疑似物理因素所致职业病占 1.83%（手臂振动病为主，占 95.2%），疑似职业性急性化学中毒占 0.6%，疑似职业性皮肤病占 0.5%（苯中毒为主，占 48.3%），疑似其他呼吸系统疾病占 0.4%（哮喘为主，占 75.7%），疑似职业性眼病占 0.2%（白内障为主，占 48.0%），疑似职业性肿瘤占 0.1%（均为苯所致白血病），见表 3-1。男性疑似职业病病例为 7 902 例（占 77.8%），女性疑似职业病病例为 2 253 例（占 22.2%），发病年龄为 15 岁~77 岁。

（2）年份分布

2014 年—2017 年广东省分别报告 850 例、2 376 例、3 302 例和 3 627 例疑似职业病病例。2014 年疑似职业病主要以职业性慢性化学中毒（占疑似职业病总数的 40.5%）和职业性耳鼻喉口腔疾病（占 40.4%）为主。2015 年—2017 年疑似职业病均以职业性耳鼻喉口腔疾病为主，占比为 55.4%~63.5%。疑似职业病病例数（y）与年份（x）的一元线性回归方程为：$y = 925.70x + 224.50$ ［决定系数（R^2）= 0.92；$F = 23.76$，$P < 0.05$；$t = 4.88$，$P < 0.05$］，提示疑似职业病病例数呈逐年递增趋势。2017 年疑似职业病病例数较 2014 年增长了 3.3 倍，年均增长率为 62.2%。

表 3-1 2014 年—2017 年广东省疑似职业病病种构成情况

年份	职业性耳鼻喉口腔疾病	职业性慢性化学中毒	职业性尘肺病	物理因素所致职业病	职业性急性化学中毒	职业性皮肤病	其他呼吸系统疾病	职业性眼病	职业性肿瘤	总计
2014	343	344	152	0	11	0	0	0	0	850
2015	1 317	557	342	104	20	23	8	1	4	2 376
2016	2 022	783	389	57	12	14	16	6	3	3 302
2017	2 303	811	419	25	17	17	13	18	4	3 627
合计	5 985	2 495	1 302	186	60	54	37	25	11	10 155

（3）不同年份的疑似职业病病例要求进行职业病诊断和确诊情况

2014 年—2017 年广东省共有 3 514 例疑似职业病病例要求进行职业病诊断，要求诊断率为 34.6%，确诊 2 090 例，确诊率为 59.5%。趋势性卡方检验结果显示，不同年份的疑似职业病病例要求诊断率和确诊率分别比较，差异均有统计学意义（$P < 0.05$），见表 3-2。

（4）不同职业病分类的疑似职业病病例要求进行职业病诊断和确诊情况

不同职业病分类的疑似职业病病例要求诊断率和确诊率间比较，差异均有统计学意义（$P < 0.01$）。经过两两比较，疑似物理因素所致职业病的要求诊断率高于疑似职业性耳鼻喉口腔疾病和疑似职业性尘肺病（$P < 0.001$），但疑似职业性耳鼻喉口腔疾病和疑似职业性尘肺病的要求诊断率之间差异无统计学意义。疑似物理因素所致职业病和疑似职业性尘肺病的确诊率均高于疑似职业性耳鼻喉口腔疾病和疑似职业性慢性化学中毒（$P < 0.001$）。其中，2 020 例要求进行职业病诊断的疑似职业性噪声聋患者中仅有 1 091 例（占 54.0%）确诊为职业性噪声聋。663 例要求进行职业病诊断的疑似职业性慢性苯中毒患者中 295 例确诊为职业性慢性苯中毒，确诊率为 44.5%。

（5）不同类型医疗卫生机构的疑似职业病病例要求进行职业病诊断和确诊情况

不同类型医疗卫生机构确定的疑似职业病病例要求诊断率和确诊率间比较，差异均有统计学意义（$P < 0.01$）；进一步两两比较发现，职业病防治机构（以下简称职防机构）确定疑似职业病病例要求诊断率和确诊率均高于疾病预防控制中心（以下简称疾控中心）和综合医院（$P < 0.0167$），见表 3-2。

（6）不同报告来源的疑似职业病病例要求进行职业病诊断和确诊情况

不同报告来源的疑似职业病病例要求诊断率和确诊率间比较，差异均有统计学意义（$P<0.01$）。两两比较结果显示，来源于职业健康检查的疑似职业病要求诊断率和确诊率远低于来源于职业病诊断、门诊和住院的（$P<0.005$），见表3-2。

表3-2　2014年—2017年广东省疑似职业病病例要求进行职业病诊断及确诊的构成情况

组别	疑似职业病病例数	要求进行职业病诊断				确诊职业病			
		要求进行诊断病例数	要求诊断率（%）	χ^2	P	确诊病例数	确诊率（%）	χ^2	P
年份				7.31[a]	0.01			14.19[a]	<0.01
2014 年	850	308	36.2			192	62.3		
2015 年	2 376	853	35.9			545	63.9		
2016 年	3 302	1 164	35.3			696	59.8		
2017 年	3 627	1 189	32.8			657	55.3		
病种				246.93	<0.01			286.90	<0.01
职业性耳鼻喉口腔疾病	5 985	2 020	33.8			1 091[b]	54.0		
职业性慢性化学中毒	2 495	780	31.3			389	49.9		
职业性尘肺病	1 302	465	35.7			416	89.5		
物理因素所致职业病	186	147	79.0			121	82.3		
职业性急性化学中毒	60	22	36.7			14	63.6		
职业性皮肤病	54	35	64.8			32	91.4		
其他呼吸系统疾病	37	31	83.8			20	64.5		
职业性眼病	25	6	24.0			0	0.0		
职业性肿瘤	11	8	72.7			7	87.5		
医疗卫生机构				655.88	<0.01			89.26	<0.01
职防机构	2 096	1 218	58.1			855	70.2		
疾控中心	3 726	1 132	30.4			616	54.4		
综合医院	4 333	1 164	26.9			619	53.2		
来源				886.31	<0.01			135.72	<0.01
职业病诊断	480	437	91.0			327	74.8		
门诊	209	140	67.0			124	88.6		
住院	128	81	63.3			68	84.0		
职业病事故	4	2	50.0			1	50.0		
职业健康检查	9 334	2 854	30.6			1 570	55.0		
[a] 趋势性卡方检验；[b] 职业性噪声聋。									

二、国内外相关标准研究

1. 国外相关标准

目前，在国际上仅有意大利、西班牙等部分欧洲国家采用"疑似职业病"这一概念。

2. 国内相关标准

国家职业卫生标准是职业病防治法规体系的重要组成部分，国内暂未有与疑似职业病相关的标准，在已发布的标准中，如 GBZ/T 157—2009《职业病诊断名词术语》和 GBZ/T 224—2010《职业卫生名词术语》有"职业病""职业禁忌证""职业相关疾病"和"观察对象"等定义，也未见"疑似职业病"相关的名词术语和界定标准。仅在《〈中华人民共和国职业病防治法〉条文释义》中对"疑似职业病"的判定有 5 条标准："有下列情况之一者，可视为疑似职业病病人：（1）劳动者所患疾病或健康损害表现与其所接触的职业病危害因素的关系不能排除的；（2）在同一工作环境中，同时或短期内发生两例或两例以上健康损害表现相同或相似病例，病因不明确，又不能以常见病、传染病、地方病等群体性疾病解释的；（3）同一工作环境中已发现职业病病人，其他劳动者出现相似健康损害表现的；（4）职业健康检查机构、职业病诊断机构依据职业病诊断标准，认为需要作进一步的检查、医学观察或诊断性治疗以明确诊断的；（5）劳动者已出现职业病危害因素造成的健康损害表现，但未达到职业病诊断标准规定的诊断条件，而健康损害还可能继续发展的。如职业病诊断标准中规定的观察对象等"。然而其只是一个模糊的医学概念而非法律概念。在《职业病防治法》配套法规中，如《职业健康检查管理办法》《职业病诊断与鉴定管理办法》等，涉及疑似职业病条款很少，且几乎为《职业病防治法》的条文重述，未对疑似职业病定义、认定主体、认定标准等进一步作出明确或细化规定。

虽然近年来部分省、市级卫生健康委员会制定了当地职业病报告技术规范，建立了对医疗卫生机构界定的疑似职业病由职业病诊断机构来核实和会诊的制度，并规定了疑似职业病告知书格式和形式，明确疑似职业病界定主体、形式和界定准确性等问题，但未规定疑似职业病的定义与范围、界定标准等。

三、制修订内容和依据

1. 疑似职业病定义

国内曾有学者对疑似职业病的定义进行研究，虽在某种程度上具有合理性和可操作性，但并不能作为执法的直接条文依据。经查阅和梳理国内疑似职业病相关文献发现，国内学者对疑似职业病的定义有不同表述，主要有以下 4 种观点：

（1）疑似职业病是职业健康检查机构或职业病诊断机构怀疑劳动者在职业活动中出现的健康损害可能与接触的职业病危害因素有关，是最终作出有无职业病结论之前的暂时状态。

（2）疑似职业病是医疗卫生机构（职业健康检查机构或职业病诊断机构）初步诊断，怀疑患有职业病，但未经职业病诊断机构明确诊断且未有生效职业病诊断（鉴定）结论的特定时间段的疾病状态。

（3）疑似职业病与职业病的概念相对应，但尚不能确定目前的健康损害或疾病与所接触的职业病危害因素有关，需要进行职业病诊断以明确是否为职业病。

（4）疑似职业病应是劳动者在生产活动中可能发生了与接触的职业病危害因素有因果关系的健康损害，并需要进行职业病诊断之前的一种疑似患病状态，或者职业病诊断之前已患有明确的疾病但无法判断其发生与所接触的职业病危害因素是否有关。

以上关于疑似职业病定义观点的共同点在于均基于"可能"的主观判断，认为劳动者发生的某种健康损害可能与其接触的职业病危害因素相关；疑似职业病是职业病诊断（鉴定）结论生效前的一种疑似患病状态，是暂时的。同时，疑似职业病应该与职业病相区分，界定劳动者为疑似职业病则说明目前的证据尚不能给该劳动者作出职业病的诊断。因此，在定义中应强调疑似职业病是一个现有证据"不足"的状态。经征询 89 名专家（包括 68 名职业病诊断医师和 21 名卫生监督员）对上述 4 种观点的意见，认同上述观点的专家分别有 41 人、19 人、10 人和 6 人（分别占该类人员的 46.1%、21.4%、11.2% 和 6.7%）；此外，13 名（占 14.6%）专家提出其他意见。

综合分析国内学者的定义，结合网上征求的专家（包括职业健康标准专业委员会专家）相关意见，在本标准中，将疑似职业病定义为"现有接触证据或医学证据尚不能确定接触职业病危害因素的劳动者所患疾病是否是职业病，需要进一步收集证据以明确诊断的一种暂时的疑似疾病状态"。

2. 疑似职业病界定原则

2002 年版《职业病防治法》第四十三条、第四十九条、第六十三条和第六十七条规定了疑似职业病报告、告知、诊断、费用承担和法律责任等。2011 年 12 月、2016 年 7 月、2017 年 11 月和 2018 年 12 月对《职业病防治法》进行 4 次修正，均未对上述内容进行修改和补充（除职业卫生监督管理主体有变化外）。《职业健康检查管理办法》和《职业病诊断与鉴定管理办法》等配套法规中，也仅是进一步说明《职业病防治法》中提及的疑似职业病人的权利与义务，并未对疑似职业病的相关细则进行界定。但由于疑似职业病病人的权利与义务基本等同于甚至超过职业病病人的，因此，即使暂时无法对疑似职业病的界定标准进行专业技术方面的细化，亦应进行原则性规定，以指导实践工作。从字面意义上，疑似职业病以职业病定义为参照，即是以《职业病防治法》规定的"职业病"定义为参照，所以界定为疑似职业病病人所患的疾病应在《职业病分类和目录》范围之内。

GBZ/T 265—2014 规定了职业病诊断的基本原则和通用要求，包括基本原则、疾病认定原则、职业病危害因素判定原则、因果关系判定原则。GBZ/T 265—2014 不仅适用于指导职业病的诊断，也可适用于界定疑似职业病。疑似职业病虽然是仍未最终确定是否为职业病，但也值得怀疑为职业病的状态，则疑似职业病人所患疾病的严重程度应达到相应职业病的诊断起点。

经对不同专家进行咨询，结果显示，225 名专家中有 210 名专家（占 93.3%）认同"疑似职业病的界定应以'职业病诊断标准'作为参照"，201 名专家（占 89.3%）认同"疑似职业病病人所患疾病或健康损伤必须在《职业病分类和目录》范围之内"；136 名职业病诊断医师中有 131 名（占 96.3%）认为"疑似职业病的界定应达到职业病诊断标准轻度程度"；89 名职业病诊断医师和卫生监督员中有 75 名（占 84.3%）支持"劳动者有职业病危害因素接触史，出现的健康损害可能为该危害因素所致，尽可能排除其他类似疾病"。

综合有关专家意见，在本标准中，将疑似职业病的界定原则规定为：

（1）疑似职业病的界定应以职业病定义作为参照。

（2）疑似职业病病人所患疾病应在《职业病分类和目录》范围之内。

（3）应按照 GBZ/T 265 执行，基于现有的疾病证据、接触证据、疾病与接触的职业病危害因素之间因果关系等相关证据进行界定。

（4）疑似职业病病人所患疾病的严重程度应达到相应职业病的诊断起点。

3. 疑似职业病的界定

《〈中华人民共和国职业病防治法〉条文释义》对"疑似职业病"的界定内容详见前文。由于第（5）项中"未达到职业病诊断标准规定的诊断条件"与疑似职业病的界定原则"疑似职业病病人所患疾病的严重程度应达到相应职业病的诊断起点"相悖，既然未达到职业病诊断标准规定的诊断条件则不应判定为职业病，而疑似职业病是以职业病作为参照的，因此，不宜采纳第（5）项作为疑似职业病的界定标准。

关于界定疑似职业病的机构，根据《职业病防治法》第五十条规定，用人单位和医疗卫生机构发现职业病病人或者疑似职业病病人时，应当及时向所在地卫生行政部门报告。根据该条款，只要是医疗卫生机构就可以界定疑似职业病。而部分专家认为对作出疑似职业病结论的医疗卫生机构应限制是职业健康检查机构或职业病诊断机构，因为只有该两类机构具备判断劳动者的健康损伤是否与工作场所的职业病危害因素存在相关性。但亦有部分专家提出，界定主体不建议局限于职业健康检查机构和职业病诊断机构，应调动所有医疗卫生机构的积极性。

疑似职业病的界定应基于下列条件：

（1）存在劳动关系；

（2）医疗卫生机构有能力对劳动者的健康损害与工作场所职业病危害因素之间是否存在关系作出初步推断。

只要一般医疗卫生机构的医师有能力进行判定，也可以对疑似职业病进行界定。此外，在实际工作中，急性职业病危害事件中的病人往往会先被界定为疑似职业病，而接诊这类疑似职业病病人的首诊单位可能为非职业病诊断机构或职业健康检查机构；同时，《职业病防治法》中规定医疗卫生机构是疑似职业病的报告主体。因此，在疑似职业病界定时，界定机构应为任何医疗卫生机构，而不应将界定机构限定为职业健康检查机构或职业病诊断机构；同时，疑似职业病界定时，也要考虑急性职业病危害事件处理时出现的疑似病例。

起草组根据对疑似职业病的系列研究，初步拟定 5 条疑似职业病的界定标准，对 225 名专家进行咨询的结果显示，203 名（占 90.2%）专家认同"劳动者所患疾病或健康损害表现与其所接触的职业病危害因素的关系不能排除的"；184 名（占 81.8%）专家认同"在同一工作环境中，同时或短期内发生两例或两例以上健康损害表现相同或相似病例，病因不明确，又不能以常见病、传染病、地方病等群体性疾病解释的"；205 名（91.1%）专家认同"同一工作环境中已发现职业病病人，其他劳动者出现相似健康损害表现的"；194 名（占 86.2%）专家认同"职业健康检查机构、职业病诊断机构依据职业病诊断标准，认为需要进入职业病诊断程序，作进一步的检查、医学观察或诊断性治疗以明确诊断的"；140名（占62.2%）专家认同"急性职业性中毒、群体性职业卫生事件处理尚未结束的"。

结合各专家反馈的意见和建议，在标准中规定了4条疑似职业病的界定标准，医疗卫生机构对符合任一条者，可界定为疑似职业病：

（1）依据职业病诊断标准，为明确诊断认为需要进入职业病诊断程序，作进一步医学观察、诊断性治疗或因果关系判定的；

（2）急性职业病危害事故处理时出现的疑似病例；

（3）同一工作环境中已发现确诊的职业病病人，同一时期其他劳动者出现有相似客观表现的疾病；

（4）在同一工作环境中，同时或短期内发生两例或两例以上特异性健康损害表现相同或相似病例，病因不明确，又不能以常见病、传染病、地方病等群体性疾病解释的。

4. 疑似职业病处理原则

起草组的前期研究结果显示，广东省2014年—2017年疑似职业病病例要求进行职业病诊断的要求诊断率仅为34.6%，说明仅有约1/3的劳动者和用人单位通过职业病诊断的途径来维护自身利益，这应引起职业卫生监督管理部门的重视。要求诊断率低的原因可能是用人单位未落实主体责任安排劳动者进行职业病诊断，而部分劳动者可能因为担心诊断为"职业病"后会影响以后的就业，自行放弃进行职业病诊断；同时，职业卫生监督管理部门未对疑似职业病的后续诊断进行追踪也是原因之一。因此，界定疑似职业病后，处理原则的两个关键为报告和提请诊断时限。

起草组对89名专家（68名职业病诊断医师和21名卫生监督员）进行意见咨询，结果显示，81名专家（占91.0%）认同"作出疑似职业病的结论后，应当按照《职业病防治法》《职业病诊断与鉴定管理办法》和《职业健康检查管理办法》等有关规定处理"。因此，在标准的疑似职业病处理原则中规定，对劳动者作出疑似职业病结论后，界定机构应当出具"疑似职业病告知书"，并按照《职业病防治法》相关要求进行报告和告知。医疗卫生机构疑似职业病报告制度的实施，有利于监督管理部门尽早履行职责并对工作场所进行干预，并有利于用人单位落实主体责任和履行义务。

劳动者的疑似职业病状态应终结于职业病诊断或鉴定结论出具之时。如果疑似职业病劳动者未进入职业病诊断程序，则其作为疑似职业病人所享有的权利和用人单位的义务将会不合理延伸，因此，在标准的疑似职业病处理原则中规定，用人单位和劳动者收到"疑似职业病告知书"后，用人单位应在30 d内安排劳动者到职业病诊断机构提请职业病诊断，从而明确疑似职业病进入职业病诊断的时间，以弥补法律缺陷，增加实践的可操作性；"疑似职业病告知书"不作为职业病诊断或鉴定必备的证明材料；职业病诊断鉴定程序终结后疑似职业病状态自然终止，以明确疑似职业病终止状态，减少不必要的纠纷。

5. 疑似职业病界定注意事项

疑似职业病的界定首先要对劳动者的健康损害进行临床诊断，同时，应在进一步了解其职业史和职业病危害因素接触史后，辩证思考劳动者健康损害是否可归因于职业病危害因素，以最终裁定劳动者的疾病状态是劳动者自身原因还是应由用人单位承担责任。

起草组通过查阅相关文献，结合职业健康标准专业委员会职业病诊断组委员反馈的意见，并参考《职业病防治法》第四十六条有关规定，在标准的疑似职业病界定注意事项中提出，疑似职业病界定可参考劳动者的职业病危害因素接触史、临床表现、实验室辅助检查结果和其他相关资料，综合分析后界定。同时还规定，在界定劳动者在岗期间罹患的疾病是否为疑似职业病时，应结合既往职业健康检查结果进行综合分析。考虑到疑似职业病也是一种归因诊断，因此在标准的疑似职业病界定注意事项中指出，疑似职业病的界定应重点考虑职业接触与个体健康状况之间的因果关系。此外，在实际工作中常见不同的界定机构重复界定同一名劳动者同一疾病为疑似职业病。为了避免该类情况的发生，标准中规定，对已界定为疑似职业病的劳动者，不再因同一疾病进行二次界定。

6. 疑似职业病告知书

标准中规定，当界定机构界定劳动者为疑似职业病时，应出具疑似职业病告知书。疑似职业病告知书一式三份，劳动者、用人单位和界定机构各一份。疑似职业病的书写格式为：疑似+职业病名称（如疑似职业性慢性苯中毒、疑似职业性尘肺病）。疑似职业病告知书内容与格式见图 3-1。

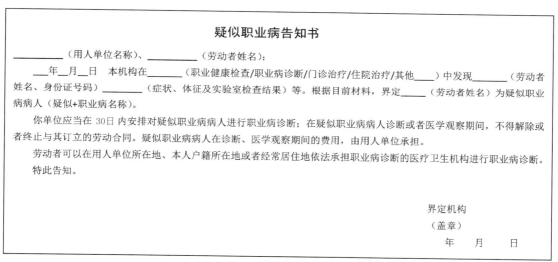

图 3-1　疑似职业病告知书内容与格式

四、正确使用本标准的说明

（1）制定本标准的目的是早期发现职业病，保护劳动者身体健康权益。

（2）医疗卫生机构怀疑劳动者为疑似职业病时，应进一步了解其职业史和职业病危害接触史后方可作出界定结论。

（3）疑似职业病界定过程中，劳动者无法提供或用人单位不提供工作场所职业病危害因素检测结果等相关资料的，界定机构应当结合劳动者的临床表现、实验室辅助检查结果和劳动者的职业史、职业病危害接触史，并参考劳动者自述和卫生行政部门提供的日常监督检查信息等，作出疑似职业病界定结论。

（4）职业病诊断起点是指健康损害达到相应职业病诊断标准的最低要求。

（5）职业病诊断机构接诊劳动者申请时发现疑似职业病的，也应出具疑似职业病告知书。

五、典型病例举例

某职业病防治院对某公司接触苯系物的 617 名劳动者进行职业健康检查，发现其中 11 名员工出现血常规白细胞、中性粒细胞绝对值偏低异常（见表 3-3）。经调查，该公司是一家大型的以玩具加工制造为主的外资企业，有喷油、移印、搪胶和焊锡车间等，主要职业病危害因素有粉尘、噪声、高温、苯及肝毒性化学物。其中接触苯系物化学品的有喷油、移印、制油、开油、调油、打胶等工种。某职业病防治院继续对出现白细胞和中性粒细胞异常的劳动者连续 3 次追踪复查（结果见表 3-3），并结合工人的职业接触史，初步怀疑 11 名员工为疑似职业性苯中毒。

表 3-3　11 名劳动者 4 次血常规检查结果

编号	性别	年龄	危害因素	工种	工龄	指标名称	4 次血常规情况/×10^9/L			
							第1次	第2次	第3次	第4次
1	女	33	含苯系物的化学品	移印	5年	WBC	3.48	3.23	3.12	3.20
2	女	42	含苯系物的化学品	移印	3年	WBC	3.05	2.95	3.09	3.26
3	女	39	含苯系物的化学品	喷油	4年	WBC	3.21	3.02	2.85	2.96
4	女	35	含苯系物的化学品	喷油	5年	N	1.56	1.68	1.75	1.66
5	女	36	含苯系物的化学品	喷油	4年	WBC	3.14	3.26	3.44	3.46
6	女	41	含苯系物的化学品	移印	3年	N	1.65	1.75	1.78	1.77
7	女	36	含苯系物的化学品	喷油	4年	WBC	3.02	3.20	3.41	3.46
8	女	35	含苯系物的化学品	喷油	4年	PLT	65	78	77	75
9	女	44	含苯系物的化学品	喷油	4年	N	1.45	1.56	1.43	1.49
10	女	32	含苯系物的化学品	喷油	3年	N	1.35	1.41	1.40	1.38
11	女	40	含苯系物的化学品	喷油	3年	PLT	68	75	73	76
WBC：白细胞计数；N：中性粒细胞计数；PLT：血小板计数。										

参 考 文 献

［1］胡世杰，夏丽华．疑似职业病确认有关问题探讨［J］．中国职业医学，2016，43（1）：57-60.

［2］胡世杰．加快实施职业健康保护行动［J］．中国职业医学，2021，48（1）：1-5.

［3］罗孝文．试述疑似职业病有关问题［J］．职业卫生与应急救援，2016，34（5）：430-432.

[4] 罗孝文，林辉，郭美琼. 疑似职业病案例分析与思考[J]. 中国职业医学，2018，45（1）：103-107.

[5] 黄永顺. 对疑似职业病病人相关问题的初步探讨[J]. 中国工业医学杂志，2009，22（5）：390-391.

[6] 朱德香，罗孝文，黄先青. 疑似职业病重复报告原因分析及预防对策[J]. 职业卫生与应急救援，2019，37（1）：97-100.

[7] 周珊宇，温贤忠，胡世杰，等. 广东省2014—2017年疑似职业病报告及职业病确诊情况追踪[J]. 中国职业医学，2018，45（6）：708-712.

[8] 信春鹰. 中华人民共和国职业病防治法释义[M]. 北京：法律出版社，2012：131.

[9] GBZ/T 224—2010　职业卫生名词术语

[10] GBZ/T 265—2014　职业病诊断通则

[11] 全国人民代表大会常务委员会. 中华人民共和国职业病防治法[EB/OL].（2019-01-07）[2022-02-11]. http：//www. npc. gov. cn/npc/c30834/201901/aeaec9d8f33343119be1a4df98b9097e. shtml.

[12] 国家卫生健康委员会. 职业病诊断与鉴定管理办法（国家卫生健康委员会令第6号）[EB/OL].（2021-01-26）[2022-02-11]. http：//www. nhc. gov. cn/fzs/s7846/202101/ecdae14ac7c640ffb11a26d1de4cbe38. shtml.

（周珊宇、陈嘉斌）

第四章　GBZ/T 326—2022《尿中二氯甲烷测定标准　气相色谱法》

一、背景资料

1. 标准制修订的意义

2013 年—2018 年，起草组通过查阅国内外二氯甲烷（dichloromethane）相关文献资料，获取二氯甲烷的理化性质、毒理学、代谢动力学、职业卫生学等资料，并参考国外对二氯甲烷规定的生物接触限值及其制定依据，在获取大量信息的基础上，制定实施方案，并进行讨论、修改。选择华南某制胶化工企业等现场进行职业卫生现场调查，对作业场所空气中二氯甲烷浓度和工人班末尿中二氯甲烷进行检测。选择健康人群进行非职业接触流行病学调查，主要内容包括人群健康状况，并对外环境空气中二氯甲烷浓度和健康人群尿中二氯甲烷进行检测，提出我国尿中二氯甲烷生物接触限值 0.3 mg/L（相对密度校正）并经 GBZ 2.1—2019《工作场所有害因素职业接触限值　第 1 部分：化学有害因素》发布。但与之相配套的尿中二氯甲烷相关检测方法标准尚未提出。

为更客观地监测劳动者接触二氯甲烷的水平，起草组在上述研究基础上，根据《关于下达 2019 年卫生标准制修订项目计划的通知》（国卫办法规函〔2019〕714 号）要求，承担二氯甲烷相应的生物监测方法标准的制定工作。《尿中二氯甲烷测定标准　气相色谱法》为二氯甲烷生物接触限值的配套方法标准，是国家职业卫生标准的重要组成部分。

2. 生产使用情况和职业接触情况

二氯甲烷为一种无色液体，有芳香气味，分子式为 CH_2Cl_2，相对分子质量为 84.94。相对密度为 1.326（20 ℃），熔点为 - 96.7 ℃，沸点为 39.8 ℃，自燃点为 432.22 ℃，蒸气压为 30.55 kPa（10 ℃），蒸气与空气混合物爆炸极限为 1.0%~6.7%。微溶于水，与甲醇、醛类混溶，遇热、明火易燃。

二氯甲烷的主要用途包括用作气溶胶溶剂、油漆的活性物质、金属脱脂溶剂和聚氨酯泡沫塑料生产的发泡剂。此外，二氯甲烷还可以用作食品和药品的萃取剂、乙酸纤维素纤维和薄膜生产中的溶剂。在美国以外的国家，二氯甲烷也用来生产化妆品气溶胶、熏蒸消毒剂和制冷剂。据估计，二氯甲烷的全球产量约为 57 万 t，其中美国生产 25 万 t。由于近年来对职业暴露和环境释放监管力度的加大，美国二氯甲烷的年产量每年降低 1%~2%。据估计，美国有 20 万~80 万劳动者处于二氯甲烷的职业暴露中。二氯甲烷在国内主要用于胶片生产和医药等领域，其中用于胶片生产的消费量占总消费量的 50%，医药方面占总消费量的 20%，清洗剂及化工行业占总消费量的 20%，其他方面占 10%。

3. 健康效应

（1）致癌性

二氯甲烷暴露可以诱发小鼠肝癌和肺癌，却不能诱发大鼠肝癌和肺癌，高浓度二氯甲烷

（7 584 mg/m³~15 168 mg/m³，即 2 000 ppm~4 000 ppm）的慢性吸入可以诱发大鼠良性乳腺肿瘤。流行病学研究发现，二氯甲烷暴露并不会增加工人的癌症患病风险。尽管乙酸纤维素纤维生产工人的胆管癌发病风险升高与时间加权平均浓度（TWA）为 531 mg/m³~664 mg/m³（140 ppm~475 ppm）的二氯甲烷暴露具有统计学相关性，但是仍需要通过人群随访进行验证。也有其他流行病学研究提示，二氯甲烷暴露工人的癌症患病风险并未升高。这些阴性结果出现的原因可能包括：① 暴露水平低于诱发致癌作用的阈值；② 暴露时间不足以诱发致癌作用；③ 随访期短于肿瘤的潜伏期。另外，队列研究发现，二氯甲烷暴露工人的前列腺癌和宫颈癌发病率有上升趋势，还发现化学和石化工人的星形胶质细胞瘤发病率升高与二氯甲烷暴露有关。

由于这些研究存在大量的共同发现者以及缺乏这些肿瘤在其他研究中的验证性证据，因此，并不能从这些后续研究中得出确切的结论。Dell 等在其关于流行病学文献的综述中对这个结论进行了探讨，既有的研究结果尚不能证实二氯甲烷的致癌风险。因此，二氯甲烷的毒性资料符合可疑人类致癌物（G2B）的范畴：人类致癌性证据有限，而对实验动物致癌性证据并不充分；或对人类致癌性证据不足，而对实验动物致癌性证据充分。

（2）神经毒性

试验研究显示，小群体受试者在暴露于 758.4 mg/m³（200 ppm）或更高浓度二氯甲烷 4 h 后会出现不良神经心理症状。同批受试者暴露于一氧化碳中会出现与暴露于试验性二氯甲烷环境中相同的碳氧血红蛋白水平，但是却不会出现二氯甲烷暴露试验中的神经心理症状，表明这一中枢神经系统效应与二氯甲烷相关，与其代谢产物一氧化碳无关。在另一项报道中，经时间加权平均浓度为 106 mg/m³~656 mg/m³（28 ppm~173 ppm）的二氯甲烷暴露 8 h 后，受试者的自我情绪变化（嗜睡、身心疲惫、健康感降低）与血液中的二氯甲烷浓度具有显著相关性，而反应时间和数字符号替换测试表现等更客观的指标却与二氯甲烷的暴露水平或生物水平不存在相关性。根据对中枢神经系统功能的客观测定结果，推断二氯甲烷可见有害作用水平（LOAEL）接近 758.4 mg/m³（200 ppm）。

最新一项职业流行病学研究表明，二氯甲烷可对接触人群的神经行为功能和神经递质产生一定的影响。该研究通过世界卫生组织神经行为核心测试组合（WHO-NCTB 测试组合）综合评价了二氯甲烷对职业暴露人群神经行为功能的影响。二氯甲烷暴露组工人的紧张、疲劳 2 项消极情绪状态和平均反应时间得分高于对照组，而手提转敏捷度、视觉记忆、目标追踪低于对照组，提示暴露人群个体的短时记忆力、手部快速运动的准确度及手眼协调能力有一定程度的损伤，并可使工人从视觉感知到手部运动的反应时间延长。这可能与工人长期作业后部分神经行为功能下降有关，提示二氯甲烷暴露对工人中枢神经系统功能可能有抑制作用，干扰中枢神经兴奋-抑制平衡。此外，该研究还对二氯甲烷职业暴露人群血清中神经递质乙酰胆碱酯酶（AchE）进行了检测，结果显示，暴露组人群二氯甲烷可抑制 AchE 水平，从而对个体神经行为造成影响，这可能是其神经毒性作用的一个方面，但毒理机制目前尚未明确。

（3）心血管毒性

研究表明，二氯甲烷的短期接触可以提高血中碳氧血红蛋白的水平，其水平超过了一氧化碳生物接触指数（BEI）的参考水平，即碳氧血红蛋白为 3.5%。WHO 研究显示，对患有冠状动脉疾病的非吸烟人群来说，当碳氧血红蛋白水平超过 3.5% 时，运动过程中出现心绞痛或心肌缺血的时间显著缩短；对健康人群来说，当碳氧血红蛋白水平超过 5% 时，可抑制小肌肉活动，降低体力劳动能力。妊娠期间接触二氯甲烷可增加胎儿对二氯甲烷的敏感性，这可能与二氯甲烷的代谢产物——一氧化碳快速通过胎盘，胎儿的碳氧血红蛋白清除速度低于母体的清除速度有关。

（4）二氯甲烷的代谢和吸收

① 肺部吸收

动物研究表明，经呼吸道吸入途径摄入的二氯甲烷的质量与二氯甲烷的暴露浓度和暴露持续时间相关。对人类来说，通过呼吸道吸入途径所吸收的二氯甲烷占总吸入量的 31%~75%。如果受试者在 189.6 mg/m^3 ~758.4 mg/m^3（50 ppm ~200 ppm）的二氯甲烷中暴露 7.5 h，受试者的血中二氯甲烷浓度可以在暴露后 2 h~4 h 内达到稳态。

② 皮肤吸收

目前关于液态二氯甲烷皮肤吸收的研究尚有限。受试者将拇指浸入液态二氯甲烷中 30 mim 后，其峰值呼出浓度接近受试者暴露于浓度为 379.2 mg/m^3（100 ppm）的二氯甲烷蒸气中的呼出气浓度水平。将液态二氯甲烷涂抹到小鼠的腹部皮肤，其吸收率高达 70%。在体外，大鼠皮肤也有相同的二氯甲烷吸收率。上述研究表明，与液体溶剂发生大面积皮肤接触可以显著增强二氯甲烷的吸收率，故应避免皮肤接触。液态二氯甲烷具有的挥发性、蒸发的高速率以及对皮肤的脱脂性均会造成暴露者不适。据报道，当二氯甲烷浓度为 113 760 mg/m^3（30 000 ppm）或更高时，大鼠可以经皮肤吸收二氯甲烷蒸气，但是这种吸收方式并不能代表当前职业暴露中主要的二氯甲烷吸收途径。

③ 胃肠道吸收

在动物体内，胃肠道可以快速吸收二氯甲烷，特别是将二氯甲烷溶解到水性介质中时。将最终染毒剂量为 1 mg/kg~50 mg/kg 的二氯甲烷溶解到蒸馏水中，对大鼠进行灌胃染毒，大鼠可以吸收全部剂量的二氯甲烷。二氯甲烷剂量为 50 mg/kg 时，连续灌胃 14 d，大鼠和小鼠均可以快速吸收溶解到水中的二氯甲烷。目前，尚无关于人类胃肠道吸收二氯甲烷的报道。

④ 体内消除

二氯甲烷的消除主要通过生物转化作用生成一氧化碳和二氧化碳，少量的二氯甲烷以母体化合物的形式通过呼出气和尿液排出。不同消除方式所占的比例主要取决于二氯甲烷的吸收剂量。在暴露于 379.2 mg/m^3（100 ppm）的二氯甲烷中 8 h，所吸收的二氯甲烷中近 25% 以一氧化碳的方式消除，经尿液的排泄量少于总吸收剂量的 5%。二氯甲烷在血液中的半减期为 5 min~40 min，在肝肾等血液灌注丰富的组织中的半减期为 50 min~60 min，在肌肉组织中的半减期为 50 min~80 min，在脂肪组织中的半减期为 240 min~400 min。

⑤ 代谢途径和生化反应

二氯甲烷的生物转化主要有两条途径。二氯甲烷代谢的氧化途径由细胞色素 P-450 2E1 催化，最终转化为一氧化碳和二氧化碳。二氯甲烷代谢的谷胱甘肽依赖性途径由谷胱甘肽 S-转移酶（GST）介导，最终生成二氧化碳，而非一氧化碳。每转化 1 分子二氯甲烷，两条途径均会释放 2 mol Cl⁻。二氯甲烷的氧化途径在暴露浓度达到数百 ppm 时达到饱和，但谷胱甘肽 S-转移酶途径在暴露浓度达到 37 920 mg/m³（10 000 ppm）时仍未出现饱和的迹象。两条途径可以形成不同的活性中间物：氧化途径可以形成甲酰氯；而谷胱甘肽 S-转移酶途径可以先形成氯甲基谷胱甘肽，之后再形成甲醛。谷胱甘肽 S-转移酶途径可能是二氯甲烷造成肝毒性和致癌性的原因，在动物实验中可以观察到这些毒性现象；物种对代谢途径的差异性选择可能造成二氯甲烷毒性反应的不同，特别是致癌反应。此外，人类谷胱甘肽 S-转移酶活力的多态性可能在人群间造成毒物代谢动力学差异。

（5）二氯甲烷的生物监测方法

Ghittori 等基于对尿液样本的顶空气相色谱分析，将尿液在 37 ℃稳定 1.5 h~2.0 h，向连接气相色谱仪（配备质谱仪）的 0.5 mL 回路中注射 2.0 mL 顶空气体，以分析二氯甲烷的浓度；通过顶空的二氯甲烷浓度可以推断尿液的二氯甲烷浓度，用分配系数表示二氯甲烷在尿液/空气中的溶解性以及在液相/顶空相中的体积。37 ℃时二氯甲烷的尿液/空气分配系数为 7.3；该方法对尿液中二氯甲烷的定量下限为 0.5 μg/L，尿液中二氯甲烷浓度为 0.25 mg/L 时，相对标准偏差（RSD）为 5.1%；样品溶液在 4 ℃时稳定性很好，可以存放 14 d。Ukai 等使用自动顶空分析器，将 5 mL 尿液移入 20 mL 的顶空瓶中，70 ℃保温 1 h；将顶空样品注射到色谱柱中，用电子捕获检测器替代质谱仪进行分析；该方法的检测限是 10 μg/L，尿液中二氯甲烷的浓度为 0.50 mg/L 时，其 RSD 为 1.1%。

二、国内外相关标准研究

美国政府工业卫生师协会（ACGIH）推荐职业接触二氯甲烷的 BEI 为班后尿 0.3 mg/L，这个值的基础是 ACGIH 的工作场所 8 h 接触时间加权平均限值（TLV-TWA）177 mg/m³（50 ppm），与我国规定的工作场所空气中二氯甲烷的 8 h 时间加权平均容许浓度（PC-TWA）200 mg/m³（56.5 ppm）大致相当，日本职业健康协会（JSOH）2012 年公布的基于生物监测的尿中二氯甲烷职业接触限值为 0.2 mg/L。起草组前期已制定二氯甲烷生物接触限值，提出我国二氯甲烷的生物接触限值为 0.3 mg/L。

三、制修订内容和依据

1. 尿样的采集和处理

依据 GBZ/T 295—2017《职业人群生物监测方法 总则》进行尿液样品采集，尿液样品相对密度检测不合格（尿液相对密度<1.010，或尿液相对密度>1.030）的样品，需重新进行尿液样品采集。用聚乙烯塑料瓶采集去离子水作为样品空白。将采集后的样品和样品空白置于清洁容器中冷藏运输，样品置于-20 ℃下可保存 7 d。

2. 色谱柱的选择

根据二氯甲烷的理化性质，选择了实验室常用的极性 DB-FFAP 柱（30 m×0.53 mm×1.0 μm）。采用色谱条件如下：柱温为初温 80 ℃，保持 8 min；气化室温度为 250 ℃；检测器温度为 300 ℃；载气（氮气）流量为 4 mL/min；分流比为 5∶1。此时二氯甲烷与劳动者可能同时接触的常用有机溶剂，如甲醇、丙酮、正己烷、环己烷、苯、甲苯、乙苯、对二甲苯、间二甲苯、邻二甲苯、三氯乙烯、四氯乙烯、三氯甲烷、1，2-二氯乙烷 14 种毒物均能达到很好的分离，不会干扰二氯甲烷的测定。试验后期发现在该方法条件下，乙醇与二氯甲烷共出峰，该条件下色谱分离图见图 4-1。尝试改变升温程序，也无法使乙醇和二氯甲烷达到有效分离。

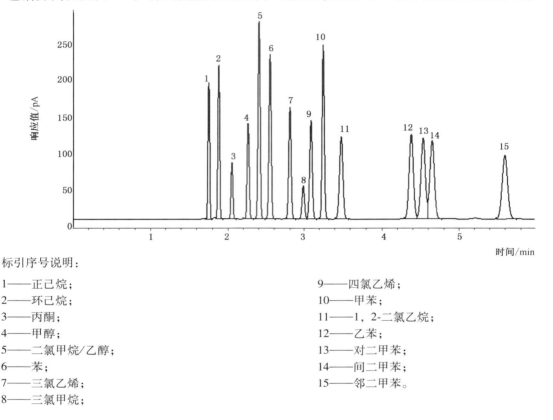

标引序号说明：

1——正己烷；
2——环己烷；
3——丙酮；
4——甲醇；
5——二氯甲烷/乙醇；
6——苯；
7——三氯乙烯；
8——三氯甲烷；
9——四氯乙烯；
10——甲苯；
11——1，2-二氯乙烷；
12——乙苯；
13——对二甲苯；
14——间二甲苯；
15——邻二甲苯。

图 4-1 DB-FFAP 柱二氯甲烷干扰分离图

还选用了 DB-1 柱（30 m×0.32 mm×1.0 μm）、HP-INNOWAX 柱（30 m×0.53 mm×1.0 μm）、DB-WAX 柱（30 m×0.53 mm×1.0 μm）和 DB-WAX 柱（30 m×0.32 mm×0.25 μm）四根色谱柱来做分离试验。试验结果如下：

（1）HP-INNOWAX 柱和 DB-FFAP 柱相似，乙醇与二氯甲烷共出峰，干扰二氯甲烷的测定，色谱分离图见图 4-2；

（2）选用 DB-1 柱时，二氯甲烷与上述 15 种毒物（包括乙醇）均能实现很好的分离，但二氯甲烷的峰型稍差，色谱分离图见图 4-3；

（3）选用大口径 DB-WAX 柱（30 m×0.53 mm×1.0 μm）和小口径 DB-WAX 柱（30 m×0.32 mm×0.25 μm），优化升温程序，采用如下色谱条件：柱温为初温 40 ℃，保持 2 min，以 10 ℃/min 速率升温至 60 ℃，再以 20 ℃/min 速率升温至 140 ℃；气化室温度为 250 ℃；检测器温度为 300 ℃；载气（氮气）流量为 4 mL/min；分流比为 5∶1。二氯甲烷与上述 15 种毒物（包括乙醇）均能实现很好的分离，二氯甲烷峰形尖锐对称，色谱分离图见图 4-4、图 4-5。

考虑到小口径 DB-WAX 柱（30 m×0.32 mm×0.25 μm）分离度好、峰型尖锐对称、柱流失小，本方法最终选用了小口径 DB-WAX 柱。

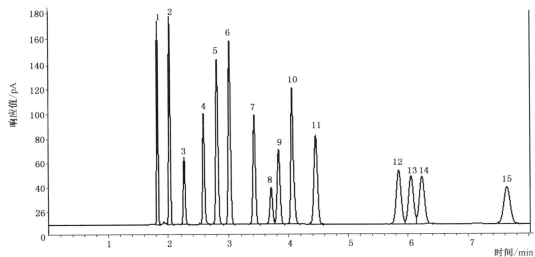

标引序号说明：

1——正己烷；
2——环己烷；
3——丙酮；
4——甲醇；
5——二氯甲烷/乙醇；
6——苯；
7——三氯乙烯；
8——三氯甲烷；
9——四氯乙烯；
10——甲苯；
11——1，2-二氯乙烷；
12——乙苯；
13——对二甲苯；
14——间二甲苯；
15——邻二甲苯。

图 4-2　HP-INNOWAX 柱二氯甲烷干扰分离图

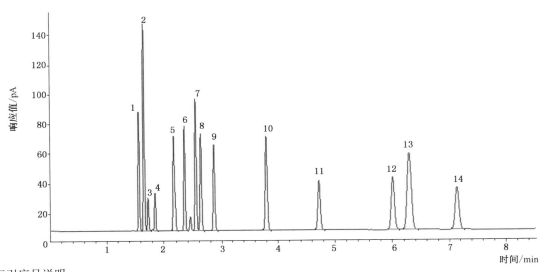

标引序号说明：

1——甲醇；
2——乙醇；
3——丙酮；
4——二氯甲烷；
5——正己烷/三氯甲烷；
6——1，2-二氯乙烷；
7——苯；
8——环己烷；
9——三氯乙烯；
10——甲苯；
11——四氯乙烯；
12——乙苯；
13——对间二甲苯；
14——邻二甲苯。

图 4-3　DB-1 柱二氯甲烷干扰分离图

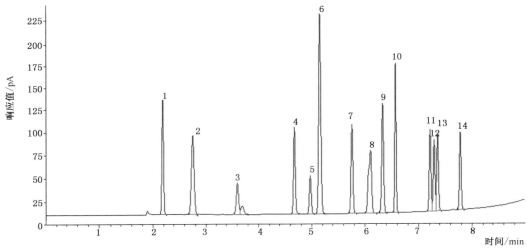

标引序号说明：

1——正己烷；

2——环己烷；

3——丙酮；

4——甲醇；

5——二氯甲烷；

6——乙醇/苯；

7——三氯乙烯；

8——三氯甲烷/四氯乙烯；

9——甲苯；

10——1，2-二氯乙烷；

11——乙苯；

12——对二甲苯；

13——间二甲苯；

14——邻二甲苯。

图 4-4 大口径 DB-WAX 柱二氯甲烷干扰分离图

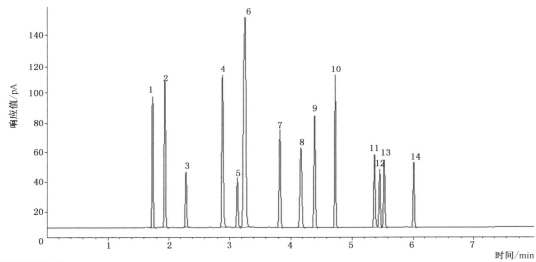

标引序号说明：

1——正己烷；

2——环己烷；

3——丙酮；

4——甲醇；

5——二氯甲烷；

6——乙醇/苯；

7——三氯乙烯；

8——三氯甲烷/四氯乙烯；

9——甲苯；

10——1，2-二氯乙烷；

11——乙苯；

12——对二甲苯；

13——间二甲苯；

14——邻二甲苯。

图 4-5 小口径 DB-WAX 柱二氯甲烷干扰分离图

3. 顶空温度和顶空时间的选择

配制一定二氯甲烷浓度的尿样，准确量取 7.00 mL 尿样到加入 6 g 无水硫酸钠的顶空瓶中，盖紧，摇匀，分别在 20 ℃、30 ℃、40 ℃、50 ℃、60 ℃、70 ℃、80 ℃下，水浴 30 min，在相同色谱条件下进样分析，当平衡温度为 60 ℃，气相中二氯甲烷含量最高，测定结果见图 4-6。本方法选定平衡温度为 60 ℃。

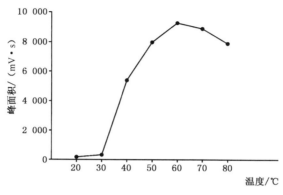

图 4-6 顶空温度与响应值

同样用空白尿液稀释二氯甲烷标准储备液，配制成一定浓度二氯甲烷应用尿液，取 7.00 mL 尿样到加入 6 g 无水硫酸钠的顶空瓶中，盖紧瓶塞，摇匀后，在 60 ℃恒温水浴锅中，平衡不同时间（5 min、10 min、15 min、20 min、25 min、30 min、35 min），在该试验的色谱条件下分析测定，随着水浴时间的不断延长，顶空气中二氯甲烷响应峰面积逐步增加，在水浴时间大于 30 min 后，响应峰面积变化趋于平缓，结果见图 4-7。本方法选定顶空平衡时间为 30 min。

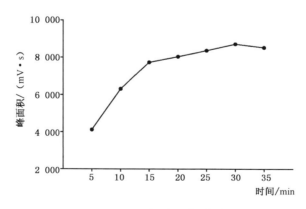

图 4-7 顶空时间与响应值

4. 无水硫酸钠加入量试验

尿液中加入无水硫酸钠，使尿液中的离子强度增加，二氯甲烷在尿液中的溶解度降低，可以有效提高方法的灵敏度。取相同体积、相同浓度的二氯甲烷尿样，分别加入不同质量的无水硫酸钠，在 60 ℃恒温水浴锅中，顶空 30 min，在该试验的色谱条件下分析测定，由图 4-8 可见，随着无水硫酸钠加入量增加，响应峰面积增大，当无水硫酸钠加入量为 6 g 时，响应峰面积达到最大。本方法选定无水硫酸钠加入量为 6 g。

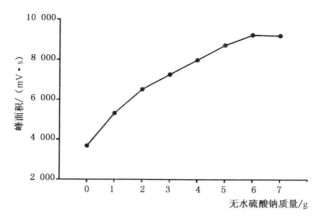

图 4-8　无水硫酸钠加入量与响应值

5. 样品体积选择

本试验采用 20 mL 顶空瓶，瓶内分别装事先配好的 2.652 mg/L 二氯甲烷溶液 1.00 mL、3.00 mL、5.00 mL、7.00 mL、10.00 mL，分别加入 6 g 无水硫酸钠，盖紧，摇匀后，在 60 ℃恒温保温 30 min，在本试验条件下进行色谱分析，结果见图 4-9。当 20 mL 的顶空瓶中尿液体积为 7 mL 时，二氯甲烷响应峰面积最大。本方法选定尿液取样体积为 7.00 mL。

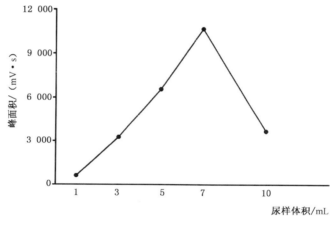

图 4-9　样品体积与响应值

6. 标准曲线与工作曲线的比较

在纯水和未接触二氯甲烷的正常人尿中分别加入二氯甲烷标准储备液，配制成浓度为 0.066 3 mg/L、0.166 mg/L、0.332 mg/L、0.663 mg/L、1.326 mg/L 的标准系列溶液，各取 7.00 mL 标准系列溶液置于加入 6 g 无水硫酸钠的 20 mL 顶空瓶中，参照仪器操作参考条件，将气相色谱仪调节至最佳测定状态进行测定，以二氯甲烷的峰面积对二氯甲烷浓度（mg/L）计算回归方程。配制低、中、高浓度（0.166 mg/L、0.332 mg/L、0.663 mg/L）3 个加标尿样，分别用标准曲线和工作曲线计算样品加标回收率。采用标准曲线时，方法加标回收率为 83.5%～95.6%；采用工作曲线时，方法加标回收率为 87.2%～100.2%，表明尿样基体会对测定产生影响。本方法采用工作曲线法。

7. 方法的线性范围和检出限

用空白尿液稀释浓度为 132.6 mg/L 二氯甲烷标准储备液，配制成 0.000 mg/L、0.066 3 mg/L、0.166 mg/L、0.332 mg/L、0.663 mg/L、1.326 mg/L 尿-二氯甲烷标准系列溶液。各取 7.00 mL 标准系列溶液置于加入 6 g 无水硫酸钠的 20 mL 顶空瓶中，参照仪器操作参考条件，将气相色谱仪调节至最佳测定状态进行测定，以二氯甲烷的峰面积对二氯甲烷浓度（mg/L）计算回归方程，所得回归方程式为 $y = 43.14x + 0.324\ 6$，相关系数 $r = 0.999\ 1$。方法检出限和定量下限按照 GBZ/T 295 的规定，制备 11 个浓度为 0.033 2 mg/L 的平行样品进行测定，以 3 倍标准差计算方法最低检出限为 0.01 mg/L（以取 7.00 mL 尿样计），以 10 倍标准差计算方法定量下限为 0.03 mg/L（以取 7.00 mL 尿样计），测定范围为 0.03 mg/L~1.326 mg/L。

8. 准确度和精密度试验

（1）准确度和批内精密度

取空白尿液，加入不同水平二氯甲烷后混匀，制成低、中、高 3 个浓度组样品，分别为空白尿液+0.166 mg/L、空白尿液+0.332 mg/L、空白尿液+0.663 mg/L，进行准确度试验。每个浓度组制备 6 个样品，样品经处理后进行测定，计算每个浓度组的平均加标回收率。测定结果表明（见表 4-1），在本方法条件下，3 组尿样中二氯甲烷的平均加标回收率范围为 87.2 %~100.2 %，批内精密度为 4.0%~5.3%，符合 GBZ/T 210.5—2008《职业卫生标准制定指南 第 5 部分：生物材料中化学物质测定方法》的要求。

表 4-1 准确度和批内精密度试验结果 （$n = 6$）

样品名称	测定结果/（mg/L）						平均值/（mg/L）	回收率/%	RSD/%
空白尿液+0.166	0.166	0.156	0.162	0.149	0.152	0.158	0.157	94.7	4.0
空白尿液+0.332	0.336	0.348	0.356	0.323	0.309	0.323	0.333	100.2	5.3
空白尿液+0.663	0.555	0.549	0.558	0.608	0.588	0.612	0.578	87.2	4.8
注：空白尿液中未检出二氯甲烷。									

（2）批间精密度

取空白尿液，加入不同水平二氯甲烷后混匀，制成低、中、高 3 个浓度组样品，分别为空白尿液+0.166 mg/L、空白尿液+0.332 mg/L、空白尿液+0.663 mg/L，进行精密度试验。每个浓度组制备 6 个平行样品，样品经处理后，在 3 d 内进行 6 次重复测定，作为方法批间精密度，结果见表 4-2。可见，3 个浓度组的相对标准偏差范围为 5.0%~8.0%，均小于 10%，符合 GBZ/T 210.5—2008 的要求。

表 4-2　尿二氯甲烷试验批间精密度试验结果（*n*=6）

样品名称	测定结果/（mg/L）						平均值/（mg/L）	RSD/%
空白尿液+0.166	0.166	0.149	0.162	0.154	0.145	0.142	0.153	6.2
空白尿液+0.332	0.356	0.309	0.348	0.329	0.341	0.328	0.335	5.0
空白尿液+0.663	0.612	0.549	0.608	0.513	0.526	0.521	0.555	8.0

9. 稳定性试验

取空白尿液，加入二氯甲烷标准溶液配制成一定浓度的样品，分成 4 组，每组 6 个样品，当天测定 1 组，其余在 −20 ℃冰箱中保存，于第 3 d、7 d、14 d 各测定 1 组。以当天结果为 100%，计算不同天数的样品损失率，结果见表 4-3。由结果得出，样品在 −20 ℃冰箱中可保存 7 d，因此建议样品尽量在 7 d 内测定。

表 4-3　样品稳定性试验结果

放置时间	样品数	实测含量（$\bar{X}\pm S$）/（mg/L）	损失率/%
第 1 d	6	0.613 ±0.034	0.00
第 3 d	6	0.598±0.022	2.45
第 7 d	6	0.595±0.007	2.94
第 14 d	6	0.545±0.019	11.09

10. 干扰试验

当劳动者工作现场有可能接触乙醇时，选用 DB-WAX 柱，采用程序升温，二氯甲烷与上述 15 种毒物（包括乙醇）均能实现很好的分离，二氯甲烷峰形尖锐对称，色谱分离图见图 4-5、图 4-6。当劳动者工作场所无乙醇存在时，可选用 DB-FFAP 柱，二氯甲烷与甲醇、丙酮、正己烷、环己烷、苯、甲苯、乙苯、对二甲苯、间二甲苯、邻二甲苯、三氯乙烯、四氯乙烯、三氯甲烷、1，2-二氯乙烷 14 种毒物均能达到很好的分离，不会干扰二氯甲烷的测定，干扰色谱分离图见图 4-2。

四、方法验证

本方法属于新研制的标准方法，由天津市疾病预防控制中心、江苏省疾病预防控制中心、深圳市龙岗区疾病预防控制中心 3 家单位对方法指标等进行了验证。不同单位方法验证的结果跟起草单位方法研制的结果基本一致，均能满足 GBZ/T 210.5 中的相关技术要求（见表 4-4）。综合起草单位和验证单位试验结果，得出标准方法的各项技术参数如下：方法检出限为 0.01 mg/L，方法定量下限为 0.04 mg/L（按取 7.00 mL 尿样计），测定范围为 0.04 mg/L ~ 1.33 mg/L，相对标准偏差为 2.4% ~ 8.0%，加标回收率为 87.2% ~ 100.2%。

表 4-4 方法结果

单位名称	检出限/（mg/L）	定量下限/（mg/L）	测定范围/（mg/L）	相对标准偏差/%	回收率/%	稳定性
天津市疾病预防控制中心	0.01	0.03	0.03~1.326	4.0~8.0	87.2~100.2	−20 ℃可保存 7 d
江苏省疾病预防控制中心	0.011	0.037	0.037~1.326	3.11~5.76	98.3~99.5	−20 ℃可保存 7 d
深圳市龙岗区疾病预防控制中心	0.01	0.03	0.03~1.326	3.9~7.2	90.1~93.5	−20 ℃可保存 7 d
深圳市职业病防治院	0.01	0.03	0.03~1.326	2.4~4.2	93.8~95.9	−20 ℃可保存 7 d
注：前 3 家单位为验证单位，深圳市职业病防治院为起草单位。						

五、正确使用本标准的说明

（1）因尿样中杂质可对测定产生干扰，不能直接检测，须用无水硫酸钠对尿样进行前处理。

（2）根据工作场所空气中与二氯甲烷共存的干扰物，选择合适的色谱柱，对色谱分离条件（升温程序、柱流速等）进行优化，避免现场干扰物影响二氯甲烷的测定。

参 考 文 献

［1］DIVINCENZO G，KAPLAN C. Uptake，metabolism and elimination of methylene chloride vapor by humans［J］. Toxicol Appl Pharmacol，1981，59：130-140.

［2］STEWART R，DODD H. Absorption of carbon tetrachloride，trichloroethylene，tetrachloroethylene，methylene chloride，and 1，1，1-trichloroethane through the human skin［J］. Am Ind Hyg Assoc J，1964，25：439-446.

［3］TSURATA H. Percutaneous absorption of organic solvents. 1：comparative study of the in vivo percutaneous absorption of chlorinated solvents in mice［J］. Ind Health，1975，13：227-236.

［4］MCDOUGAL J，JEPSON G，CLEWELL J，et al. A physiological pharmacokinetic model for dermal absorption of vapors in the rat［J］. Toxicol Appl Pharmacol，1986，85：286-294.

［5］MCKENNA M，ZEMPEL J. The dose-dependent metabolism of 14C methylene chloride following oral administration to rats［J］. Food Cosmet Toxicol，1981，19：73-78.

［6］ASTRAND I，OVRUM P，CARLSSON A. Exposure to methylene chloride. I. its concentration in alveolar air and blood during rest and exercise and its metabolism［J］. Scand J Work Environ Health，1975，1：78-94.

［7］RILEY E，FASSETTD，SUTTON W. Methylene chloride vapor in expired air of human subjects［J］. Am Ind Hyg Assoc J，1966，27：341-348.

［8］GARGAS M，CLEWELL H，ANDERSEN M. Metabolism of inhaled dihalomethanes in vivo：differentiation of kinetic constants for two independent pathways［J］. Toxicol Appl Pharmacol，1986，82：211-223.

［9］ AHMED A，ANDERS M. Metabolism of dihalomethanes to formaldehyde and inorganic halide ［J］. Drug Metab Dispos，1976，4：357-361.

［10］ CASANOVA M，BELL D A，HECK Hd A. Dichloromethane metabolism to formaldehyde and reaction of formaldehyde with nucleic acids in hepatocytes ofrodents and humans with and without glutathione S-transferase T1 and M1 genes［J］. Fundam Appl Toxicol，1997，37：168-180.

［11］ THIER R，WIEBEL F A，HINKEL A，et al. Species differences in the glutathione transferase GSTT1-1 activity towards the model substrates methyl hlorideand dichloromethane in liver and kidney ［J］. Arch Toxicol，1998，72：622-629.

［12］ HABER L，MAIER A，GENTRY P R，et al. Genetic polymorphisms in assessing interindividual variability in delivered dose［J］. Reg Toxicol Pharmacol，2002，35：177-197.

［13］ US Agency for Toxic Substances and Disease Registry. Toxicological profile for methylene chloride （update） ［R］. Department of Health and Human Services，ATSDR，2000，Atlanta GA.

［14］ US National Toxicology Program. Toxicology and carcinogenesis of dichloromethane （methylene chloride） in F344/N rats and B6C3F1 mice （inhalationstudies） ［R］. NTP，Research Triangle Park，NC，1986.

［15］ LANES S，Cohen A，Rothman K. Mortality of cellulose fiber production workers［J］. Scand J Work Environ Health，1990，16：247-251.

［16］ OTT M，SKORY L，HOLDER B. Health evaluation of employees occupationally exposed to methylene chloride：clinical laboratory evaluation［J］. Scand J Work Environ Health，1983，9（Suppl 1）：17-25.

［17］ LANES S，ROTHMAN K，DREYER N，et al. Mortality update of cellulose fiber production workers［J］. Scand J Work Environ Health，1993，19：426-428.

［18］ HEARNE F，PIFER J，GROSE F. Absence of adverse mortality effects in workers exposed to methylene chloride：an update［J］. J Occup Med，1990，32：234-240.

［19］ GIBBS B，AMSEL J，SODEN K. A cohort mortality study of cellulose triacetate-fiber workers exposed to methylene chloride［J］. J Occup Environ Med，1996，38：693-697.

（张明、李添娣）

第五章　工作场所空气中苯职业接触限值

一、背景资料

1. 限值制修订的意义

2002 年，我国工作场所空气中苯的职业接触限值重新修订，将时间加权平均容许浓度（PC-TWA）降至 6 mg/m³，短时间接触容许浓度（PC-STEL）降至 10 mg/m³，该限值一直沿用。然而，越来越多的流行病学研究发现，苯浓度低于 3.25 mg/m³ 时仍可引起血液毒性、遗传及表观遗传毒性，并增加致癌危险，提示我国 6 mg/m³ 的苯职业接触限值缺乏安全性。

由于苯具有血液毒性和致癌性，一个安全的职业接触限值是落实我国《职业病防治法》以及预防、控制和消除苯相关职业病危害的有力手段。因此，修订苯职业接触限值迫在眉睫，这是控制和降低接触苯工人健康损害最有效的途径之一，对保护劳动者健康及其相关权益、促进社会发展有重要意义。

2. 生产使用情况和职业接触情况

我国纯苯市场历来在世界性纯苯结构及贸易流向中扮演着重要角色。自 2015 年起，我国成为纯苯第一产销大国，纯苯生产量和消耗量呈稳步增长趋势。2018 年，我国纯苯产量高达827.62 万 t，纯苯消费量达 1 080.8 万 t，纯苯产量区域集中度较高，产量较多的省市依次为江苏省、山东省、上海市、辽宁省、河北省和广东省。纯苯按照来源不同分为石油苯和焦化苯。目前纯苯主要生产工艺有石油馏分催化重整、乙烯装置联产、炼油厂重整芳烃抽提、对二甲苯装置甲苯歧化和煤焦油抽提。

纯苯是重要的基础化工原料，其下游产品种类丰富，纯苯及其下游产品在生产橡胶、塑料、纤维、洗涤剂、染料、医药、油漆/漆料和农药等行业广泛应用。苯的生产和使用非常广泛，主要包括：①苯的制造，如焦炉气、煤焦油的分馏、石油的裂化重整与乙炔合成苯；②作为溶剂、萃取剂和稀释剂，用于药物的浸渍、提取、重结晶，以及石墨、树脂、人造革、黏胶和油漆等制造；③作为有机化学合成中常使用的原料，如制造苯乙烯、苯酚、农药、药物、合成橡胶、塑料、洗涤剂、染料和炸药等；④用作燃料，如工业汽油中苯的含量可高达 10% 以上。

在生产、使用、运输和储藏苯的过程中，作业人员都可能接触到苯。此外，职业性苯接触人群还包括加油站的加油员、环卫人员、交警、出租车司机和其他在工作场所接触汽车废气的工作人员。职业性苯接触主要是在工作场所中的苯以蒸气形式由呼吸系统吸收进入人体内，少部分经皮肤吸收。

3. 健康效应

急性苯中毒主要表现为头痛、眩晕、耳鸣、复视、步态蹒跚、酩酊感、嗜睡，重症者有抽搐、昏迷、呼吸中枢麻痹、谵妄、幻觉及脑水肿等表现，少数患者出现周围神经损害，进一步发展为神志模糊加重，浅昏迷状态，呼之不应，继续吸入高浓度的苯则会进入深昏迷。严重者呼吸、心搏停止。高浓度苯蒸气对眼和呼吸道黏膜以及皮肤均有明显的刺激作用。

慢性苯中毒主要引起造血系统损害，导致贫血、白细胞减少、再生障碍性贫血及白血病等。苯通过代谢形成氢醌、苯醌等有毒代谢产物，可引起染色体畸变和 DNA 链断裂等遗传损伤、免疫系统损伤、生殖和发育毒性。1928 年，Delore 和 Borgomanoo 报告了第一例苯引起的白血病病例，此后相继出现许多关于苯致血液毒性及白血病的报道。1982 年，IARC 将苯列为Ⅰ类致癌物。苯暴露主要引起急性髓细胞白血病，还可增加急性淋巴细胞白血病、慢性髓细胞白血病等的发病风险，同时还与肺癌、淋巴瘤的发生密切相关。

4. 发病情况

当前，我国职业人群总体苯暴露水平已较 20 世纪末明显降低，但苯引起的职业病形势依然严峻。自 2000 年以来，职业性慢性苯中毒病例数始终位于全国慢性职业中毒病例总数的前两位，职业性肿瘤患者中接近一半是苯暴露引起的白血病。2007 年—2019 年，我国累计报告 3 370 例慢性职业性苯中毒病例，占同期慢性职业中毒病例总数（13 957 例）的 24.15%。2007 年—2011 年，我国慢性职业性苯中毒新发病例数总体呈上升趋势，其占慢性职业中毒的比例也大致随之增加。2011 年，我国累计报告 354 例慢性职业性苯中毒病例，为历年最高水平，占全国慢性职业中毒病例总数的 22.97%。2012 年以后，慢性苯中毒新发病例数有所下降，但占慢性职业中毒的比例总体增加，见表 5-1。

表 5-1 2007 年—2019 年我国慢性职业性苯中毒发病情况统计

年份	慢性职业中毒病例数	慢性苯中毒病例数	占比/%	顺位
2007	1 638	225	13.74	2
2008	1 171	185	15.80	2
2009	1 912	208	10.88	2
2010	1 417	272	19.20	2
2011	1 541	354	22.97	2
2012	1 040	329	31.63	1
2013	904	285	31.53	1
2014	795	282	35.47	1
2015	548	228	41.61	1
2016	812	240	29.56	2
2017	726	266	36.64	1
2018	970	276	28.45	1
2019	483	220	45.55	1

2007 年—2019 年，我国累计报告 490 例苯所致白血病病例，占同期职业性肿瘤病例总数（1 041 例）的 47.07%。2007 年—2012 年，我国苯所致白血病新发病例数呈明显上升趋势，其

占职业性肿瘤的比例也随之增加。2012 年，我国报告 53 例苯所致白血病病例，处于历年较高水平，占全国职业性肿瘤病例数的 55.79%。2013 年—2019 年，苯所致白血病新发病例数与其占职业性肿瘤病例数的比例整体呈下降趋势。具体情况见表 5-2。

表 5-2　2007 年—2019 年我国苯致白血病发病情况统计

年份	职业性肿瘤病例数	苯所致白血病病例数	占比/%	顺位
2007	48	16	33.33	2
2008	36	17	43.59	1
2009	63	22	34.92	1
2010	80	49	61.25	1
2011	92	52	56.52	1
2012	95	53	55.79	1
2013	88	41	46.59	1
2014	119	53	44.54	1
2015	81	46	56.79	1
2016	90	36	40.00	1
2017	85	38	44.71	1
2018	77	37	48.05	1
2019	87	30	34.48	1

二、国内外相关标准研究

1. 国外相关标准

起草组收集并汇总了不同国家和地区工作场所空气中苯职业接触限值（见表 5-3），在 29 个国家和地区中有 28 个制定了强制性时间加权平均容许浓度，其中有 19 个国家和地区将苯的时间加权平均浓度（PC-TWA）定为 3.25 mg/m³（1.0 ppm），其余国家和地区均为 1.91 mg/m³（0.6 ppm）或更低水平，我国苯的时间加权平均容许浓度为 28 个国家和地区中的最高值；在 10 个制定短时间接触限值的国家和地区中，50% 的国家和地区的短时间接触限值低于我国短时间接触容许浓度（PC-STEL，10 mg/m³）。

表 5-3　不同国家和地区工作场所空气中苯职业接触限值汇总

国家和地区（机构）		职业接触限值	标准浓度/ppm（mg/m³）
美国	OSHA	PEL-TWA	1.0（3.25）
		PEL-STEL	5.0（16.25）
	NIOSH	REL-TWA	0.1（0.32）
		REL-STEL	1.0（3.25）

表 5-3（续）

国家和地区（机构）		职业接触限值	标准浓度/ppm（mg/m³）
美国	ACGIH	REL-TWA	0.5（1.63）
		REL-STEL	2.5（8.12）
俄罗斯		平均最大允许浓度 4.8（15.60）	1.5（4.87） 一次性最大允许浓度
欧盟		PEL-TWA	1.0（3.25）
英国		PC-TWA	1.0（3.25）
中国		PC-TWA	1.8（6）
		PC-STEL	3.1（10）
新加坡		PC-TWA	1.0（3.25）
法国		PC-TWA	1.0（3.25）
瑞典		PC-TWA	1.5（4.87）
芬兰		PC-TWA	1.0（3.25）
奥地利		TRK-TWA	1.0（3.25）
		TRK-STEL	4.0（13）
澳大利亚		PC-TWA	1.0（3.25）
丹麦		PC-TWA	0.5（1.63）
		PC-STEL	1.0（3.25）
德国		AGW-TWA	0.6（1.95）
		AGW-STEL	4.8（15.6）
爱尔兰		PC-TWA	1.0（3.25）
以色列		PC-TWA	0.5（1.63）
		PC-STEL	2.5（8.13）
意大利		PC-TWA	1.0（3.25）
日本	厚生劳动省	PC-TWA	1.0（3.25）
	职业健康协会	PC-TWA	1.0（3.25）
拉脱维亚		PC-TWA	1.0（3.25）
韩国		PC-TWA	1.0（3.25）
		PC-STEL	5.0（16.25）
西班牙		PC-TWA	1.0（3.25）
瑞士		PC-TWA	0.5（1.63）
荷兰		PC-TWA	1.0（3.25）
土耳其		PC-TWA	1.0（3.25）
南非		PC-TWA	0.5（1.63）
波兰		PC-TWA	0.5（1.63）
罗马尼亚		PC-TWA	1.0（3.25）

表 5-3（续）

国家和地区（机构）	职业接触限值	标准浓度/ ppm（mg/m³）
新西兰	PC-TWA	1.0（3.25）
	PC-STEL	2.5（8.13）
匈牙利	PC-STEL	1.0（3.25）
比利时	PC-TWA	1.0（3.25）
注：转换系数：1 ppm＝3.25 mg/m³；1 mg/m³＝0.31 ppm（20 ℃，标准大气压）。		

2. 国内相关标准

1958 年，我国首次制定工作场所空气中苯职业接触限值，将最高容许浓度（MAC）设定为 80 mg/m³。随着对苯健康危害的认识逐渐提高，我国对苯职业接触限值进行了多次修订，2002 年制定了时间加权平均容许浓度（PC-TWA，6 mg/m³）和短时间接触容许浓度（PC-STEL，10 mg/m³）。在 GBZ 2.1-2019《工作场所有害因素职业接触限值　第 1 部分：化学有害因素》中，仍沿用 2002 年制定的两个苯容许浓度限值，同时，该标准还规定了苯的职业接触生物限值：尿中反-反式粘糠酸（t, t-muconic acid，t, t-MA）浓度为 2.4 mmol/mol Cr（3.0 mg/g Cr）和尿中苯巯基尿酸（S-PMA）浓度为 47 μmol/mol Cr（100 μg/g Cr）。

三、制修订内容和依据

1. 低浓度苯接触引起的主要健康危害

大量流行病学研究证实，当劳动者 8 h 工作日接触苯的浓度低于 PC-TWA 限值时仍可引起血液毒性、遗传毒性和免疫毒性并增加致癌风险。动物实验进一步证实了苯的毒性和致癌作用。对低浓度接触苯人群的研究和动物实验中苯引起的毒性及致癌机制研究总结如下。

（1）人群研究

① 血液毒性

苯通过肝脏代谢，其代谢产物主要作用于骨髓并产生血液毒性。多项研究指出，长期接触低于我国苯职业接触限值（PC-TWA：6 mg/m³）浓度的苯可引起外周血白细胞、红细胞、血小板、淋巴细胞计数降低等血液毒性。目前，美国、欧盟、英国以及新加坡等国家和地区的 PC-TWA 为 3.25 mg/m³（1 ppm），但大量研究提示该浓度下依旧能够引起血液毒性。

Lan 等对天津一家制鞋厂的 250 名苯接触工人（其中 109 人接触苯浓度<3.25 mg/m³）进行 16 个月的个体监测，并以 140 名不接触苯的工人作为对照。研究结果显示，与对照组相比，接触小于 3.25 mg/m³ 浓度的苯作业工人白细胞计数明显降低（$P<0.05$），主要表现为 B 淋巴细胞和 CD4⁺T 细胞计数减少，CD4⁺/CD8⁺细胞比值降低。有学者根据 Lan 的结果用 Hill 模型推算出苯接触引起人体 B 淋巴细胞计数下降的基准剂量（即相对于人群背景发生率，某种物质引起机体不良效应的特定发生率所对应的剂量）及其 95% 置信区间下限分别为 1.37 mg/m³ 和 0.32 mg/m³。Koh 等研究发现，即使苯接触浓度低于 1.62 mg/m³，依然会引起工人红细胞计数降低。而在苯

平均浓度为 0.9 mg/m³～1.3 mg/m³ 的中国某鞋厂的 143 名工人中，白细胞计数显著低于对照组（$P<0.05$）。

② 遗传毒性

据多个横断面研究报道，石油化工、加油站和鞋厂工人以及交通警察在接触低浓度苯（0.02 mg/m³～6.50 mg/m³）时，其外周血淋巴细胞微核率显著增加。

在苯接触浓度低于 6 mg/m³ 的工作场所中，苯接触者淋巴细胞 DNA 损伤程度随接触苯浓度的升高而加重，DNA 损伤分级与苯累积剂量之间存在剂量-反应关系，在低于 3.25 mg/m³ 的浓度下，苯引起染色体非整倍体频率、染色体结构畸变率以及微核率显著升高；男性接触苯人员精子中 1 号染色体结构畸变率以及 X、Y 和 21 号染色体非整倍体频率均显著高于对照组；加油站作业人员外周血淋巴细胞中的微核和染色体畸变频率显著高于对照组（$P<0.05$）。

一项 Meta 分析发现，在 1981 年—2017 年发表的 37 篇微核研究中，小于 3.25 mg/m³ 浓度的接触苯人员微核率均显著高于对照组（$P<0.05$）。在血常规正常的接触苯人员中，微核率显著高于对照组，提示微核的发生早于血细胞计数的改变。在接触苯浓度小于 1.90 mg/m³ 的范围内，某石化企业的 116 名接触苯人员中染色体畸变率、微核率均显著高于对照组（$P<0.01$），且均与苯接触工龄呈正相关。在低于 1 mg/m³ 的浓度下，接触苯人员中依旧存在 DNA 损伤的增加。在空气中苯最高浓度为 0.12 mg/m³ 的环境中，341 名接触苯人员（包括 153 名司机、78 名加油站服务员、77 名警察、33 名石化厂工人）的线粒体 DNA 拷贝数显著高于对照组。由于线粒体 DNA 直接暴露于线粒体基质中，因此极易发生突变。线粒体 DNA 拷贝数的异常改变可能与白血病的发生有关。在平均接触苯浓度为 0.11 mg/m³ 的石油化工作业人员（96 名）中，彗星试验检测到接触苯者 DNA 损伤程度（彗星尾部 DNA 含量百分比）显著高于对照组（$P<0.01$）。

③ 免疫毒性

多个研究发现，低浓度苯接触引起的血液毒性也伴随着免疫毒性。在接触小于 3.25 mg/m³ 浓度的苯作业人员中，不仅白细胞计数明显低于对照组，B 淋巴细胞和 $CD4^+T$ 细胞计数也显著减少，$CD4^+/CD8^+$ 细胞比值显著降低。与之一致的是，在苯接触浓度为 0.38 mg/m³～1.71 mg/m³ 的范围内，128 名加油站工作人员也表现出外周血 $CD4^+T$ 细胞计数减少，$CD4^+/CD8^+$ 细胞比值降低。

另一个同样以加油站工作人员为研究对象的报道也提出，低浓度苯接触（苯浓度中位数为 0.14 mg/m³）可引起免疫系统指标的早期改变。该研究以 60 个加油站工作人员为苯接触组，以 28 名不接触苯且不吸烟者作为对照，苯接触组单核细胞中 CD80、CD86 表达被抑制，血清中白细胞介素-8（IL-8）水平升高。推测苯对工作人员的免疫毒性（体液和细胞免疫抑制作用）LOAEL 为 0.97 mg/m³～1.95 mg/m³。

④ 致癌性

低浓度苯接触的巢式病例-对照研究（病例组 370 名，对照组 1 587 名）发现，在长期接触苯的 [1.13 mg/（m³·年）～9.5 mg/（m³·年）] 石油化工工作人员中，慢性髓细胞白血病的发病风险（OR 为 5.04，95%CI：1.45～17.5）及骨髓增生异常综合征的发病风险（$OR=$1.73，95%CI：0.55～5.47）均显著增加。

另一项病例-对照研究（病例组 604 名，对照组 1193 名）发现，苯接触浓度在 9.8 mg/m³ ~ 38.6 mg/m³ 时，骨髓增生异常综合征的发病风险（$OR = 5.35$，$95\%CI$：$1.44 \sim 19.9$）增加，在 0.97 mg/m³ ~ 9.4 mg/m³ 浓度范围内，难治性血细胞减少症的发病风险（$OR = 3.19$，95% CI：$1.25 \sim 8.12$）增加。在对挪威海上石油工作人员进行的病例-对照研究中发现，相对于未接触苯的对照组，在累积接触浓度低于 3.08 mg/（m³·年）时，112 例癌症病人多发性骨髓瘤的发病风险随着苯累积暴露剂量的增加而增加（P 为 0.024），急性髓细胞白血病发病风险也增加，但差异无统计学意义。

（2）动物实验

尽管人与动物之间存在种属及代谢等差异，但大量的动物实验均证实了人群研究中发现的苯的血液毒性、遗传毒性、免疫毒性、生殖毒性及致癌性。

① 亚慢性毒性试验研究

Green 等将雄性 CD-1 小鼠分为 3 组（11 只/组 ~ 12 只/组）：非暴露组、低剂量组（32.5 mg/m³）和高剂量组（975 mg/m³）。暴露时间：6 h/d，5 d/周，低剂量组暴露 10 周，高剂量组暴露 26 周。研究发现，低剂量组小鼠死亡率、体重、血细胞计数和骨髓造血干细胞计数与对照组相比无明显差异，脾脏质量和脾内有核细胞计数、有核红细胞计数显著性增加（$P<0.05$）；高剂量组与对照组相比，小鼠死亡率显著增加，外周血中淋巴细胞和红细胞计数显著降低，骨髓和脾脏内粒-巨噬系祖细胞计数显著降低，骨髓、外周血和脾脏内非典型形态细胞增多（P 均小于 0.05）。

Ward 等采用雌、雄两性 SD 大鼠和 CD-1 小鼠，吸入苯 6 h/d，5 d/周，共 13 周，苯染毒浓度分别为 3.25 mg/m³、32.5 mg/m³、97.5 mg/m³、975 mg/m³。在两种鼠的高剂量组（975 mg/m³）均观察到血象的改变。小鼠的血象改变有：血球容积减少；血红蛋白、白细胞和红细胞计数、血小板计数以及髓细胞/红细胞比值均降低。大鼠仅见淋巴细胞减少，但嗜中性粒细胞增高。在小于 975 mg/m³ 浓度下，可观察到小鼠胸腺、骨髓、淋巴结的损伤且雄性大于雌性；而大鼠在此浓度下仅见股骨骨髓细胞计数轻微减少。

夏昭林等从造血干细胞和造血微环境等方面综述了苯对实验动物造血机能的毒性作用，认为苯及其代谢产物在骨髓中代谢转化与聚集，不仅能抑制造血干细胞的复制，也可削弱造血微环境的支架能力以及干扰骨髓间质细胞分泌造血因子，从而抑制骨髓的造血机能。

② 慢性毒性研究

苯的吸入与经口暴露研究均表明苯对实验动物有致癌性。苯可引起动物发生淋巴瘤和白血病，并诱发肝、乳腺、口鼻等上皮细胞发生癌变，提示苯可能具有多发致癌性。

Snyder 等在 1978 年—1988 年间进行了一系列苯慢性毒性试验。在第一个研究中，将 AKR/J 小鼠（暴露组和对照组小鼠数量均为 60 只）和 SD 大鼠（暴露组 45 只，对照组 27 只）暴露于 975 mg/m³ 浓度的苯。SD 大鼠组中，暴露 2 周后出现贫血倾向，外周血淋巴细胞计数下降至正常值的 75%，暴露 20 周后仅为正常值的 53%，暴露 30 周后进一步显著降低。AKR/J 小鼠组中，在暴露 28 周时小鼠全部死亡（暴露组小鼠中位生存期为 11 周，对照组为 39 周），淋巴细胞计数显著降低（暴露 36 d 时，淋巴细胞计数 <1 000/mm³），骨髓发育不良比例增加（暴露组

81%，对照组 6%，$P<0.001$），粒细胞和网织红细胞计数明显增加（9 周后粒细胞计数为正常值的 5 倍），再生障碍性贫血可能是其死亡的主要原因。随后，Snyder 等在 1980 年研究了接触苯 6 h/d，5 d/周，终生接触苯 325 mg/m³ 或 975 mg/m³ 的 40 只 CD-1 小鼠。研究发现，高剂量组发生 2 例髓细胞白血病，低剂量组未发生白血病。随后采用 40 只 C57BL/6 小鼠，吸入 975 mg/m³ 的苯，6 h/d，5 d/周，共 2 年，暴露组发生 8 例淋巴网状内皮细胞瘤，对照组发生 2 例淋巴细胞瘤，暴露组肿瘤发生率显著高于对照组。

经小鼠试验研究发现，与人类职业活动相似的暴露方式均可以引起肿瘤的发生。小鼠的暴露分为两种：一种是长期间歇性暴露（暴露剂量 975 mg/m³，1 周，间歇 2 周，不断交替直至小鼠死亡），一种是短期高剂量暴露（3 900 mg/m³，暴露 10 周），染毒时间为 6 h/d，5 d/周。结果表明，长时间间歇性苯暴露组中两种品系（CD-1 和 C57BL/6）的小鼠生存时间均短于短期高剂量暴露组；两种不同的暴露方式均可引起严重的淋巴细胞减少症和中度贫血，短期高剂量暴露组暴露终止后，外周血中淋巴细胞计数可恢复至正常值，而长期间歇性暴露组中小鼠淋巴细胞减少症和贫血症状可持续至研究终止阶段。两种暴露方式可显著增加 CD-1 小鼠肿瘤发病率，长期间歇性暴露方式可增加 C57BL/6 小鼠肿瘤发病率，短期高剂量暴露并未增加其肿瘤发病率。

③ 遗传毒性研究

有研究者采用雌、雄两性 CD-1 小鼠，吸入苯 22 h/d，7 d/周，共 6 周，接触苯浓度为 0 mg/m³、0.13 mg/m³、0.325 mg/m³、3.25 mg/m³，发现无论在低浓度组还是高浓度组，雄性小鼠脾淋巴细胞染色体畸变率显著升高，差异有统计学意义（$P<0.05$）。该研究人员进一步发现，在 0.13 mg/m³ 和 0.325 mg/m³ 组中小鼠脾淋巴细胞次黄嘌呤鸟嘌呤磷酸核糖基转移酶基因位点突变频率显著升高。短期接触低浓度苯（1.75 mg/m³，2 h/d，2 周）可使小鼠骨髓嗜多染红细胞微核率升高，且随染毒剂量的增加而升高。

在暴露于苯的小鼠研究中发现，苯的代谢产物氢醌引起的染色体畸变与电离辐射相似。体内和体外试验中均报道，苯及其代谢产物可抑制拓扑异构酶Ⅱ的功能并增加 DNA 断裂。在 TK6 细胞中发现氢醌和拓扑异构酶Ⅱ抑制剂依托泊苷都能显著诱导核内复制并有剂量-反应关系，这种核内复制是 DNA 进行复制但没有相应细胞分裂的一种现象。由于核内复制可促使肿瘤细胞的染色体数量增加，因而在氢醌所引起的基因组不稳定性和致癌性中可能起着重要作用。

④ 生殖毒性研究

苯暴露可引起受试动物生殖功能受损。Ward 等将雄性和雌性 CD-1 小鼠以及 SD 大鼠暴露于 3.25 mg/m³、32.5 mg/m³、97.5 mg/m³、975 mg/m³ 的苯环境中 6 h/d，5 d/周，共 13 周，对照组以暴露在过滤后的洁净空气作为对照。于染毒后第 7 d、14 d、28 d、56 d 处死每组中两种品系的小鼠雌、雄各 10 只，观察脏器系数和组织病理学的改变情况。研究发现，CD-1 小鼠暴露于 975 mg/m³ 的剂量下，睾丸质量在染毒第 28 d、56 d 和 91 d 时出现显著降低，睾丸与体重的比值在染毒第 56 d 和 91 d 显著降低。对染毒 91 d 后处死的雄性小鼠睾丸进行病理学检查可见：双侧睾丸萎缩、附睾管中精子数量降低、精子形态异常；雌性小鼠中可见双侧卵巢囊肿。

有研究者将 36 只 C57BL/6J 雄性小鼠分为 3 mg/m³ 和 300 mg/m³ 两个接触苯组以及一个对照组。经过 8 h/d，5 d/周，共持续 13 周的染毒，与对照组小鼠相比，苯不仅引起 300 mg/m³ 的高剂量组小鼠精子活力降低，对 3 mg/m³ 低剂量组小鼠的精子活力也具有明显的降低作用。

⑤ 发育毒性研究

苯及其代谢产物可抑制胚胎的生长和发育，对胚胎具有发育毒性。Ungvary 和 Tatrai 将妊娠第 6 d 的小鼠分别暴露于 500 mg/m³ 和 1 000 mg/m³ 的苯环境中 24 h/d，10 d。终止暴露 2 d 后处死孕鼠。发现在 500 mg/m³ 和 1 000 mg/m³ 剂量组中，分别有 25% 和 27% 胚胎小鼠出现体重下降，10% 和 11% 的胚胎小鼠出现骨骼发育迟缓，均表现出统计学差异（$P<0.05$）。

为了探讨妊娠期接触苯对母鼠及其子鼠免疫功能的影响，研究者使用 40 只孕鼠，随机等分为空气对照组和 5.0 mg/m³、10.0 mg/m³、15.0 mg/m³3 个不同浓度的苯染毒组，将各组从孕 7 d 开始染毒，2 h/d 至分娩，结果发现，妊娠期小鼠吸入苯可抑制脾脏淋巴细胞的增殖并诱导母鼠及子鼠脾脏淋巴细胞凋亡，细胞分裂被阻滞在 G0/G1 期，使母鼠和子鼠免疫功能下降。

Keller 等使用 Swiss-webster 孕鼠随机分为 16 mg/m³、32 mg/m³、64 mg/m³ 的苯染毒组与对照组，于妊娠期 6 d~15 d 染毒，6 h/d，结果发现，所有接触苯组的子鼠中红细胞集落形成单位显著降低，而对于 32 mg/m³、64 mg/m³ 浓度组，则同时伴有粒细胞集落形成单位数量降低。

综上，动物实验表明，0.13 mg/m³ 的苯可引起小鼠基因点突变的增加；人群研究表明，0.11 mg/m³ 的苯可使接触苯工人 DNA 损伤水平（彗星尾部 DNA 含量）显著增加。以上研究提示低浓度苯的遗传毒性可能是小鼠及人的敏感健康效应终点。

2. 接触苯企业现况调查

（1）工作场所空气中苯暴露水平现况

为评估我国工作场所空气中苯暴露水平，2019 年，起草组在山东省、江苏省、福建省、四川省、广东省和天津市 6 个苯生产和使用较高的省（市）开展现场调查。以上 6 个省（市）也是我国职业性苯中毒和苯所致白血病病例多发地区，因此选择的这些省（市）具有地区代表性。本次调查的行业以辖区内制造业为主，包括：皮革、毛皮、羽毛（绒）及其制品和制鞋业，文教、工美、体育和娱乐用品制造业，计算机、通信和其他电子设备制造业，橡胶和塑料制品制造业，通用设备制造业，家具制造业，石油加工、炼焦和核燃料加工和化学原料业、化学产品制造业等，制造业是苯中毒和苯所致白血病的高发行业，因此所调查的行业具有代表性。

6 个省（市）参与了现场调查的接触苯企业共计 3 111 家，选择各企业中有代表性的场所进行短时间采样，根据生产工艺调查结果，选择典型的接触苯岗位进行长时间采样，评估工人苯接触水平。短时间采样结果显示，工作场所空气中苯浓度范围在 0.0 mg/m³~719.9 mg/m³；长时间采样结果显示，接触苯岗位苯浓度范围在 0.0 mg/m³~75.1 mg/m³ 之间。部分工作场所和岗位苯浓度超过我国工作场所空气中苯 PC-STEL（10 mg/m³）和 PC-TWA（6 mg/m³），但超标率较低，STEL 和 TWA 超标率分别在 3.6% 和 3.2% 以内（见表5-4），表明我国工作场所空气中整体苯浓度低于职业接触限值，部分工作场所和岗位苯浓度仍较高，接触苯工人仍存在苯接触引起健康损害的风险。

表5-4 2019年6个省（市）工作场所空气中苯暴露水平检测结果

地区	场所检测结果			岗位检测结果		
	检测数/个	中位数（范围）（C_{STEL}，mg/m³）	超标率/%	检测数	中位数（范围）（C_{TWA}，mg/m³）	超标率/%
山东省	1 789	0.6（0.006~719.9）	3.6	1 039	0.2（0.03~34.7）	2.8
天津市	517	0.6（0.06~11.4）	0.2	480	0.4（0.009~4.8）	0
四川省	2 679	0.6（0~508.3）	1.2	1 475	0.6（0~75.1）	1.2
广东省	338	0.6（0.05~5.7）	0	225	0.2（0.1~3.1）	0
江苏省	—	—	—	2 567	0.6（0.02~17.0）	3.2
福建省	—	—	—	151	0.17（0.02~0.3）	0

注：依据 GBZ 159—2004《工作场所空气中有害物质监测的采样规范》进行定点采样，依据 GBZ/T 160.42—2007《工作场所空气中有害物质测定 芳香烃类化合物》检测苯浓度。

（2）工作场所空气中苯浓度分布情况

为了解我国接触苯企业苯浓度暴露水平的分布情况，分析6个省（市）3 111家企业的接触苯浓度，结果显示，有98.6%的接触苯企业工作场所空气中苯时间加权平均浓度≤3 mg/m³，部分省（市）的全部接触苯企业工作场所空气中苯时间加权平均浓度均在3 mg/m³以下，99.4%的接触苯企业苯短时间接触浓度≤6 mg/m³（见表5-5）。

表5-5 接触苯企业苯浓度分布

地区	调查企业数量/个	C_{TWA}≤3 mg/m³企业数量/个	百分比/%	C_{STEL}<6 mg/m³企业数量/个	百分比/%
山东省	625	615	98.4	615	98.4
天津市	224	223	99.6	224	100
福建省	28	28	100	—	—
四川省	887	887	100	886	99.9
江苏省	1 241	1 210	97.5	—	—
广东省	106	106	100	106	100
总计	3 111	3 069	98.6	1 831	99.4

为进一步确定工作场所空气中苯浓度检测结果是否能准确反映工人的实际接触苯水平，抽选了北京市、天津市、安徽省铜陵市以及福建省福州市4个地区共123名接触苯工人，对其苯接触水平和尿中苯代谢产物苯巯基尿酸（S-PMA）浓度进行了监测。S-PMA作为灵敏的内暴露生物标志物能反映苯的外暴露水平。共采样184人次（部分工人采样2次，间隔时间1个月~2个月），收集184人次空气及班后尿样本（见表5-6）。

表5-6　4个地区苯浓度监测样本数统计

地区	空气样本量/人次	班后尿样本量/人次
北京市	24	24
天津市	54	54
铜陵市	48	48
福州市	58	58
合计	184	184

通过气相色谱法检测了空气样本中的苯时间加权浓度，结果显示，接触苯浓度<3 mg/m³ 的工人占98.9%（182/184），其中有167人（90.8%）苯浓度低于检出限（0.3 mg/m³）。但这些苯浓度低于检出限的工人班后尿中均检测出苯代谢产物S-PMA，S-PMA中位数浓度为1.01（0.41，1.61）μg/g Cr［中位数（p_{25}，p_{75}）］，见表5-7。

表5-7　4个地区接触苯工人苯代谢产物苯巯基尿酸浓度分布

地区	S-PMA（μg/g Cr）（检测人次）	
	苯浓度<0.3 mg/m³	苯浓度≥0.3 mg/m³
北京市	0.66（0.43，1.02）（24）	（0）
天津市	0.33（0.17，0.77）（39）	0.4（0.2，2.78）（15）
铜陵市	1.57（0.25，2.06）（48）	（0）
福州市	1.31（1.01，1.64）（57）	7.18（1）
合计	1.01（0.41，1.61）（168）	0.5（0.21，2.91）（16）

按照基于现场调查获得的苯接触浓度与尿中苯巯基尿酸浓度的函数关系（见公式1），使用接触苯人员班后尿中S-PMA浓度推测实际苯接触水平。结果发现，低于检出限的167人中有56人（33.5%）苯浓度超过3 mg/m³，由此推算出有31.5%（58/184）的苯作业人员接触到超过3 mg/m³浓度的苯，有68.5%的人接触到低于3 mg/m³浓度的苯（见表5-8）。

$$\ln（S\text{-}PMA）= 0.852×\ln（空气苯浓度）-0.627 \tag{1}$$

表5-8　空气苯浓度及苯代谢产物S-PMA推测的空气苯浓度比较

苯浓度范围（TWA）	空气样本检测 人次（%）	基于S-PMA浓度推测 人次（%）
>3 mg/m³	2（1.0）	58（31.5）
0.3 mg/m³~3 mg/m³	15（8.2）	105（57.1）
<0.3 mg/m³	167（90.8）	21（11.4）
合计	184（100）	184（100）

在利用4个地区小样本空气苯及苯代谢产物浓度对6个省（市）的检测数据进行验证的基础上，选择6个省（市）中苯生产和使用较多的山东省，对其接触苯人员空气浓度进行个体重复检测，以明确接触苯人员的实际接触水平。对两个接触苯企业（篮球厂和鞋厂）的83名接触苯人员进行连续3次的重复监测（一次间隔2个月），结果发现，60.2%的接触苯人员3次TWA

浓度均值≤3 mg/m³，39.8%的接触苯人员 3 次时间加权平均浓度均值小于 2 mg/m³。部分岗位苯浓度为相关标准规定（PC-TWA，6 mg/m³）的 10 倍及以上（见图 5-1）。本次小样本重复监测结果显示，大部分接触苯人员苯接触浓度低于 3 mg/m³，但高于 2 mg/m³。

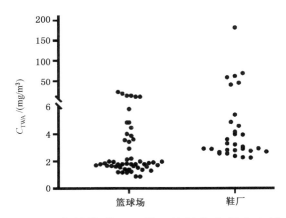

图 5-1 山东某篮球厂和鞋厂接触苯人员分布情况

3. 对工作场所空气中苯职业接触限值的修订依据

IARC 根据人群及实验动物的资料，将苯列为 I 类致癌物（对人致癌，白血病），虽然苯的离体和细菌致突变测试均为阴性，也还是应该认为苯（通过其代谢产物的作用）是人及实验动物的致突变物。

20 世纪 50 年代，我国慢性苯中毒发病率为 12.3%（481/3 917）。1962 年苯的最高容许浓度（MAC）从 80 mg/m³ 降低至 50 mg/m³，70 年代苯中毒发病率降至 1.1%（366/33 312），1979 年，MAC 继续降低至 40 mg/m³，1979 年—1981 年，慢性苯中毒发病率进一步降至 0.169%（892/528 729）；2002 年，我国规定苯 TWA 浓度为 6 mg/m³，2017 年我国 5 个地区（广东省、山东省、江苏省、四川省、天津市）慢性苯中毒的发病率为 0.054%。由此可见，随着苯职业接触限值的下降，慢性苯中毒发病率随之降低。近年来，我国慢性苯中毒病例数始终位于全国报告慢性职业中毒病例总数的前两位，我国职业肿瘤患者中有近一半是苯引起的白血病，提示苯中毒及苯所致白血病仍是我国重要的职业病，需要进一步减少苯的危害。大量人群研究显示，当苯接触浓度低于 6 mg/m³ 时，仍然会产生血液毒性、遗传毒性、免疫毒性以及致癌性，提示 6 mg/m³ 的职业接触限值并不安全，必须适当降低。苯接触限值的修订将会使苯中毒及白血病进一步减少。建议修订我国工作场所空气中苯的职业接触限值，将 PC-TWA 由 6 mg/m³ 修订为 3 mg/m³；将现行 PC-STEL 由 10 mg/m³ 调整为 6 mg/m³。主要修订依据如下：

（1）以苯引起的血液毒性为主要临界不良健康效应

对苯作业人员的长期（16 个月）监测显示，接触苯人员白细胞计数与接触浓度存在剂量-反应关系，随着接触浓度的增加，白细胞计数出现降低趋势，接触小于 3.25 mg/m³ 浓度的苯作业人员白细胞计数虽然低于对照组，但未达到苯中毒的严重程度，其健康损害严重程度处于可接受水平。

美国对苯的卫生标准修订，主要依据苯的致癌性研究结果。关于苯的 TWA 和 STEL 值，OSHA 的建议值分别为 3.25 mg/m³ 和 16.25 mg/m³，ACGIH 的建议值分别为 1.63 mg/m³ 和

8.12 mg/m³。其修订依据主要基于 Paxton 等以及 Crump 等对美国 Pliofilm 接触苯队列进行的风险分析。Paxton 等采用了 Paustenbach 的接触模型，通过比例风险回归模型计算了 Pliofilm 队列人群的白血病危险度，发现接触苯浓度为 3.25 mg/m³，持续接触苯 45 年的情况下，每 1 000 名接触苯人员中增加 0.3~0.5 例白血病死亡人数；Crump 等在 1983 年的 Pliofilm 接触苯队列研究的基础上进行了补充，并通过使用寿命表模型和最大似然法，计算出在 3.25 mg/m³ 的浓度下，持续接触苯 45 年的致癌风险是 1.6‰~3.1‰，终身致癌危险是 7.7‰~15‰。这些结果均提示终身接触苯 3.25 mg/m³ 会导致白血病死亡率增加。因此，降低 PC-TWA，可进一步降低苯中毒和苯所致白血病的发病率和死亡风险。虽然有更低浓度下的血液毒性和致癌性的研究，但由于不是队列研究，研究结果有局限性，缺乏因果关系，作为修订接触限值的依据和证据性不足。

（2）苯的使用以及苯中毒的发生与制造业有密切关系

我国目前使用苯的主要行业是制造业。根据 2018 年美国布鲁金斯学会发布的研究报告《全球制造业记分卡：美国与 18 国比较研究》，中国在制造业产出方面处于世界领先地位，其次是美国、日本、德国和韩国。而这 4 个国家的苯 TWA 限值为 1.95 mg/m³~3.25 mg/m³。在制造业产出不高的其他发达国家，如瑞士、荷兰等，苯的 TWA 限值为 1.63 mg/m³~3.25 mg/m³，都低于我国。此外，一些经济较落后的国家（例如南非）的苯 TWA 限值（1.63 mg/m³）也低于我国。综上所述，我国苯职业接触限值相对于同等经济水平的国家仍处于较高水平。因此，降低我国苯时间加权容许浓度有其必要性。参考各国限值标准，我国苯时间加权容许浓度降至 3 mg/m³ 后，将低于大部分国家和地区，并低于美国、俄罗斯、日本、新加坡及部分欧盟国家在内的多数发达国家和地区。

（3）可行性分析

化学品原料制造、橡胶和塑料制造等大型、重型企业，存在苯接触的环节采取了密封空间内进行、机器自动化作业等措施，劳动者不参与或很少参与存在苯接触的生产过程；小型、轻型企业主要通过使用不含苯原料或无毒和低毒的原料进行替代、将苯作业岗位和不接触苯的岗位隔离、安装局部排毒装置并加强车间的通风等多种控制措施来降低工作场所车间内的苯浓度。

根据对 6 个省（市）不同地区不同方法的现场调查及苯内、外暴露浓度监测结果，确定我国存在 60.2%~68.5% 的接触苯人员在 3 mg/m³ 以下的苯工作场所中工作，而超过 3 mg/m³ 的企业主要集中在中、小型企业，其企业车间工作条件普遍较差，生产工艺相对落后，职业病防治意识薄弱，相关部门可通过加大监督管理，促进企业不断改善劳动者的工作条件，同时辅以必要的个体防护，加强健康宣传、健康教育，这将有利于降低劳动者的内、外暴露浓度。鉴于苯接触浓度低于检出限的人员中有一定比例实际苯暴露浓度可能超过 3 mg/m³，而浓度低于 2 mg/m³ 的人数相对较少，对于部分无法采用替代产品的岗位，企业进一步降低工作场所苯浓度难度大，因此不宜将苯接触限值设定过低。综合既往研究以及当前内、外暴露浓度监测数据，同时考虑到我国苯生产和使用的基本国情，将 PC-TWA 设定在 3 mg/m³ 具备相对安全性和技术可行性。

四、正确使用本限值的说明

当前，苯作为一种不可取代的化学物在我国被广泛使用，职业接触人群庞大。在现场调查过程中，虽然我国大部分岗位苯浓度符合现行国家职业卫生标准，但是超标的岗位苯浓度可达现行国家职业卫生标准的几倍甚至几十倍，接触苯人员面临发生健康损害的风险。因此，为进一步降低苯引起的职业健康损害，建议 GBZ 2.1—2019 作为强制性国家职业卫生标准发布后，相关部门按照新的职业接触限值对我国接触苯企业开展专项检测和评价，重点关注以制造业为主的苯中毒和苯致白血病高发的行业，确保工作场所空气中苯浓度在修订的职业接触限值之下。

在职业活动过程中，苯不仅可以通过呼吸道吸收进入机体，还可以通过皮肤吸收，因此，即使在工作场所空气中苯浓度符合国家职业卫生标准的情况下，仍可能存在经皮肤吸收过量苯的情况，进而引起健康损害。鉴于此，应针对这些岗位加强工人职业健康检查，并完善职业健康防护措施。

参 考 文 献

［1］李雷，李红，王力，等．我国低浓度职业性苯暴露对人体外周血白细胞数影响的 Meta 分析［J］．环境与健康杂志，2012，29（07）：637-639．

［2］梁小滨，朱若凯，时庆华，等．南昌市某印钞企业低浓度苯系物暴露作业工人的血常规检测结果［J］．职业与健康，2019，035（001）：25-27+31．

［3］孙月平，苏德文，赵霞．低浓度苯系物对作业工人外周血象的影响［J］．职业与健康，2015，31（008）：1120-1122．

［4］曾宇明，邓文彬，杨爱初，等．低浓度接触苯的工人淋巴细胞 DNA 损伤的剂量-反应关系［J］．工业卫生与职业病，2017，43（01）：31-33+39．

［5］叶云杰，吕建萍，周莉芳，等．混苯接触工人遗传损伤和代谢酶基因多态性的关系［J］．环境与职业医学，2013，30（02）：81-87．

［6］熊晓芸，姜秋霞，韩磊，等．长期低浓度苯接触的遗传损伤作用［J］．环境与职业医学，2014，031（2）：98-103．

［7］吕海霞，吕毅．短期接触低浓度苯对小鼠的损伤及干预效果［J］．中国卫生工程学，2017，16（06）：734-736+739．

［8］刘政，刘子巍，林冲，等．亚慢性低浓度苯暴露对小鼠精子活力的影响［J］．毒理学杂志，2013，27（03）：207-209．

［9］罗桂萍，吴远辉，董丽娟，等．苯对小鼠嗜多染微核的影响［J］．黑龙江科技信息，2017，（04）：56-58．

［10］旷亦乐，李纯颖，杨双波，等．苯对母鼠和子鼠脾淋巴细胞的增殖与凋亡影响［J］．实用预防医学，2011，18（01）：9-11．

［11］International Agency for Research on Cancer. IARC Monographs on the Evaluation of Carcinogenic Risks to Humans Volume 100F（Benzene）［EB/OL］．（2012-7-11）［2023-7-11］．https：//publica-tions. iarc. fr/＿publications/media/download/5291/ae12e775c7e82f92c88f0b65a04e4858d6ed206c. pdf.

［12］KOH D, JEON H, LEE S, et al. The relationship between low-level benzene exposure and blood cell counts in Korean workers［J］．Occupational and Environmental Medicine, 2014, 72（6）：421-427.

［13］ZHOU Y, WANG K, WANG B, et al. Occupational benzene exposure and the risk of genetic damage: a systematic review and meta-analysis［J］. BMC Public Health, 2020, 20 (1): 1113.

［14］KIM C, BASSIG B A, SEOW W J, et al. Mitochondrial DNA copy number and chronic lymphocytic leukemia/small lymphocytic lymphoma risk in two prospective studies［J］. Cancer Epidemiol Biomarkers Prev, 2015, 24 (1): 148-153.

［15］LI J, ZHANG X, HE Z, et al. MGMT hypomethylation is associated with DNA damage in workers exposed to low-dose benzene［J］. Biomarkers, 2017, 22 (5): 470-475.

［16］MORO A M, BRUCKER N, CHARAO M F, et al. Early hematological and immunological alterations in gasoline station attendants exposed to benzene［J］. Environmental Research, 2015, 137: 349-356.

［17］SCHNATTER A R, GLASS D C, TANG G, et al. Myelodysplastic Syndrome and Benzene Exposure Among Petroleum Workers: An International Pooled Analysis［J］. Journal of the National Cancer Institute, 2012, 104 (22): 1724-1737.

［18］COPLEY G B, SCHNATTER A R, ARMSTRONG T W, et al. Hospital-Based Case-Control Study of MDS Subtypes and Benzene Exposure in Shanghai［J］. Journal of Occupational and Environmental Medicine, 2017, 59 (4): 349-355.

［19］STENEHJEM J S, KJAERHEIM K, BRATVEIT M, et al. Benzene exposure and risk of lymphohaematopoietic cancers in 25, 000 offshore oil industry workers［J］. British Journal of Cancer, 2015, 112 (9): 1603-1612.

［20］JIN Z, LEI H, JIANXIN Z, et al. Characteristics in the Distribution of Chronic Benzene Poisoning Associated Industries — 6 PLADs, China, 2005—2019［J］. China CDC Weekly, 2020, 2 (47): 891-896.

（邢彩虹）

第六章　职业接触三甲基氯化锡生物限值

一、背景资料

1. 限值制修订的意义

聚氯乙烯（PVC）塑料广泛应用于生产、生活各方面。PVC 塑料的生产过程中必须添加稳定剂才能制作成各种产品。含铅稳定剂是人们最早使用的塑料热稳定剂，但是随着各国加强环境保护，含铅稳定剂正在逐渐退出市场，代之以无铅稳定剂，其中有机锡塑料热稳定剂因效果好、用量少、透明度高而被广泛使用。

有机锡塑料热稳定剂的主要成分是二甲基二氯化锡（DMT）和一甲基三氯化锡（MMT）的衍生物，如甲基硫醇锡等，其毒性较低，但在其合成过程中会伴生一种杂质——三甲基氯化锡（TMT）。TMT 属剧毒化合物，遇热易挥发，能经呼吸道、皮肤和消化道吸收，可引起严重中毒甚至死亡。TMT 中毒主要发生在 PVC 塑料制品行业、有机锡稳定剂生产行业和塑料回收加工行业。我国三甲基氯化锡职业中毒形势十分严峻，迫切需要采取有效的控制措施。但是，由于我国没有制定相应的职业接触限值，导致职业卫生现场监测缺乏评价依据，严重制约了职业中毒的预防和控制，因此迫切需要制定作业场所空气中三甲基氯化锡的生物接触限值（BEI）。

2. 生产使用情况和职业接触情况

TMT 是生产甲基硫醇锡热稳定剂时产生的一种剧毒副产物。由于甲基硫醇锡热稳定剂具有良好的热稳定性、初期着色性、无毒性、透明性等优异性能，是目前 PVC 热稳定剂中用途最广、效果最好的一类热稳定剂，也是近年来消费增长最快的 PVC 稳定剂之一，年均增长率达32%。目前，国内甲基硫醇锡热稳定剂生产厂已超过 35 家，年总生产能力超过 3 万 t。根据文献报道，自 20 世纪 70 年代初问世以来，甲基硫醇锡热稳定剂生产工艺不断发展，主要采用一步卤化法制备，其生产工艺流程为金属锡和氯甲烷在催化剂作用下，在反应器中反应合成甲基氯化锡中间体，然后中间体再与硫代甘醇酸异辛酯发生缩合反应，生成甲基硫醇锡。生产过程中的甲基氯化锡中间体是一种混合物，主要由一甲基三氯化锡（MMT，一般为 20%）、二甲基二氯化锡（DMT，一般为 80%）和少量 TMT（含量小于 0.6%）组成。甲基硫醇锡成品是 MMT 和 DMT 与巯基酯化的混合物，其毒性低，但仍然含有未酯化的 MMT、DMT 和 TMT。由于 TMT 有剧毒，企业质量标准中一般要求甲基硫醇锡成品中 TMT 的含量不得超过 0.3%。

生产出的甲基硫醇锡热稳定剂广泛应用于 PVC 塑料制品企业，PVC 塑料制品的生产工艺流程为：

① 制粒工艺，将 PVC 粉、甲基硫醇锡热稳定剂和其他辅料混合后在制粒机加热到 120 ℃，制成粒料；

② 挤出工艺，将粒料投入挤出机中，在 180 ℃下将粒料熔化挤出成不同形状的半成品；

③ 组装工艺，将半成品组装成门、窗等成品；

④ 破碎工艺，生产过程中产生的不良半成品通过破碎机进行破碎，变成粒料，重新用于挤出。

在 PVC 塑料制品生产过程中由于需要加热，TMT 会以气态逸散到空气中，同时制粒、破碎等岗位产生的塑料粉尘中也含有 TMT。通过生物监测能更加准确地反映劳动者的实际接触情况，因此制定生物接触限值（BEL）具有重要意义。

3. 健康效应

接触 TMT 可引起劳动者严重中毒甚至死亡。根据唐小江的统计，全球 98% 以上 TMT 中毒病例发生在中国，且主要分布在经济快速发展的东南沿海地区及其毗邻的省份。在这些中毒病例中，头晕、头痛、乏力、记忆力下降的发生率分别高达 74.1%、65.3%、52.3% 和 39.4%，低钾血症的发生率为 68.3%。朱海兵等通过数据库收集 1998 年—2018 年在国内发生的急性 TMT 中毒事故相关文献。结果共收集到文献 15 篇，涉及 15 起 1 339 例急性 TMT 中毒患者，其中 325 例（占 24.3%）患者出现中毒性脑病，均为中、重度中毒。患者主要临床表现为头痛、头晕、肢体乏力、精神行为异常和记忆力减退。2016 年 8 月，赣州市某废料再生产公司出现 16 例 TMT 急性中毒患者，温正国等对中毒临床特点进行分析，发现低血钾为全部 16 例患者的共有特征。

由上可见，低钾血症是 TMT 中毒的主要临床表现之一，中毒较重的病例可出现小脑-边缘系统损伤症状。早期持续足量补钾，积极改善脑组织代谢是有效的治疗措施。

4. 发病情况

自 1974 年比利时发生第一起 TMT 中毒事故以来，全球已发生 TMT 中毒事故 67 起（截至 2008 年 12 月 31 日），中毒近 1 849 人，死亡 23 人，其中绝大部分的中毒事故（88%）、中毒病例（98%）和死亡病例（91%）发生在中国，其中广东和浙江发生的中毒事故较多。自 1998 年 5 月在广东一家塑料加工厂发生 TMT 职业中毒死亡事故后，中国每年都有 TMT 中毒事故发生，2001 年后，每年至少发生 3 起，2006 年达到 12 起。中国的 59 起中毒事故中大部分属于职业中毒，占中毒起数的 84.7%（50/59）。职业中毒死亡 11 人，平均每年死亡 1 人。职业中毒的主要途径是经呼吸道，占 99.5%（434/436），也有 2 例（0.5%）经破损的皮肤吸收引起中毒。

二、国内外相关标准研究

1. 国外相关标准

目前国外尚未制定 TMT 的 BEL，但制定了工作场所空气中 TMT 的职业接触限值（OEL）。ACGIH 制定了总有机锡的 OEL，时间加权平均限值（TLV-TWA）为 0.1 mg/m³（以 Sn 计），短时间接触限值（TLV-STEL）为 0.2 mg/m³（以 Sn 计）；德国科学基金会（DFG）单独对 TMT 制定了 OEL，最高限值（MAK）为 0.005 mg/m³。

2. 国内相关标准

我国在 GBZ 2.1-2019《工作场所有害因素职业接触限值 第 1 部分：化学有害因素》中制

定了工作场所空气中 TMT 的 OEL，最高容许浓度（MAC）为 0.025 mg/m³，同时也制定了 GBZ/T 300.27-2017《工作场所空气有毒物质测定 第 27 部分：二月桂酸二丁基锡、三甲基氯化锡和三乙基氯化锡》等配套的检测方法标准。

我国还制定了尿和血中 TMT 的检测方法标准，分别为 GBZ/T 313.1—2018《尿中三甲基氯化锡的测定 第 1 部分：气相色谱法》、GBZ/T 313.2—2018《尿中三甲基氯化锡的测定 第 2 部分：气相色谱-质谱法》、GBZ/T 318.1—2018《血中三甲基氯化锡的测定 第 1 部分：气相色谱法》和 GBZ/T 318.2—2018《血中三甲基氯化锡的测定 第 2 部分：气相色谱-质谱法》，为制定 TMT 的 BEL 提供了强有力的技术支撑。

三、制修订内容和依据

1. 理化性质

三甲基氯化锡（TMT）的 CAS 号为 1066-45-1，分子式为 C_3H_9ClSn，相对分子质量为 199.27，熔点为 38.5 ℃，沸点为 148 ℃，闪点为 207 ℃，常温下是一种无色有腐草气味的结晶，易挥发，在空气中以蒸气态和雾状气溶胶态存在，易溶于水和多种有机溶剂。

2. 毒理学资料

（1）急性毒性

TMT 的急性毒性因动物种属不同而有较大的差异。小鼠急性试验最小有作用剂量为 1.8 mg/kg～2.3 mg/kg，最大耐受剂量为 2.7 mg/kg～3.0 mg/kg。Friberg L 等在连续给药 4 周后（每周一次），得到沙土鼠和狨的半数致死剂量（LD_{50}）为 3.0 mg/kg，而大鼠 LD_{50} 大于 12.6 mg/kg。试验中 TMT 中毒症状有体重减轻、过度兴奋、震颤、反应减低、阵发性惊厥、后肢轻瘫、死亡等，也可导致动物截瘫、共济失调、激动、攻击行为和癫痫发作。

刘振中的试验研究表明，TMT 对不同种属实验动物的急性毒性差别很大，但经口和经腹腔注射的毒性基本相同，见表 6-1。试验中毒症状主要为可见活动减少、步态不稳、头部震颤、全身抽搐、四肢瘫软和死亡等。

表 6-1　TMT 对大鼠、小鼠和兔急性经口/经腹腔注射时的 LD_{50}（mg/kg 体重）

动物	染毒途径	雌性 LD_{50}（95%置信区间）	雄性 LD_{50}（95%置信区间）
大鼠	经口	14.70	14.70
	经腹腔	14.70	14.70
	经皮	140.00	147.00
小鼠	经口	3.16	3.83（2.61～5.62）
	经腹腔	4.64（2.98～7.23）	3.16
兔	经口	3.16（1.69～5.92）	2.61（1.78～3.83）
	经腹腔	2.61（1.78～3.83）	3.16

（2）慢性毒性

TMT 的慢性毒性研究资料有限。Gozzo S 用 TMT 对成年狨进行了慢性毒性试验，结果未见明显的中毒症状和行为改变，但有神经病理学改变。Snoeij 进行了一项为期 2 周的大鼠重复剂量喂养染毒试验，以神经系统损害为效应指标的无可见有害作用水平（NOAEL）为 0.7 mg/（kg·d），目前尚无法查到以血钾降低作为损害效应指标的 NOAEL 或 LOAEL。睢罡开展了大鼠 90 d 亚慢性经口毒性试验和 180 d 慢性经口毒性试验，结果发现，大鼠慢性接触 TMT 主要表现为低钾血症、尿量和饮水量增多、泌尿系统结石和肾脏病理学改变；血清血尿素氮（BUN）等生化指标水平的升高也反映肾功能的损伤；对中枢神经系统损害作用较轻。

有学者采用剂量递增法，以 4 d 为 1 期，连续给药，研究 TMT 经口灌胃在 SD 大鼠和 KM 小鼠体内的蓄积系数，并观察死亡大鼠主要靶器官的病理学变化。研究结果显示，大鼠和小鼠对 TMT 的蓄积系数分别为 1.7 和 3.8，蓄积性分级分别为明显蓄积和中等蓄积。虽然存在一定的实验动物种属差异，但 TMT 在动物体内的蓄积性都比较显著。其蓄积毒性的病理性损伤主要是引起小脑皮质弥漫性的脂肪空泡形成，脑干神经元肿胀、坏死，脾脏弥漫性纤维化。

（3）致突变作用

体外试验表明，TMT 可致人类外周血淋巴细胞染色体畸变率升高；体内试验也证明，TMT 对大鼠骨髓细胞染色体有致畸作用。

（4）代谢动力学

TMT 可通过呼吸道、消化道和皮肤吸收进入血液，可通过血脑屏障进入大脑。Doctor S V 等用 TMT 注射小鼠，不同时间后测定 TMT 在小鼠各主要组织脏器中的分布情况，结果表明，TMT 在血、肝、肾、肺、睾丸中 1 h 后达峰值，16 h 后组织脏器中浓度由大到小为肝>睾丸>肾>肺>脑>骨骼肌>脂肪>血。Lipscomb J C 等用 ^{14}C 标记的 TMT 染毒怀孕大鼠，分析 TMT 在母鼠及子鼠血液、脑组织中的分布情况，结果表明，TMT 可通过乳汁传递给胎鼠，并且 TMT 可通过胎盘进入胎儿的血液、脑组织中，孕龄会影响母鼠及子鼠 TMT 的吸收和排泄情况，并且发现 TMT 在血液中的生物半减期为 12 d~15 d。Friberg L 等在连续给药 4 周后（每周一次），测得大鼠脑和全血中 TMT 生物半减期约为 16 d。武昕对 TMT 的毒代动力学进行了研究，主要结果如下：大鼠经 TMT 10 mg/kg 一次性灌胃染毒后，TMT 迅速进入血液，全血浓度迅速上升，20 min 后接近峰值，1 d 后达到峰值，且一直保持在高峰状态，9 d 后才有较明显的下降趋势，血中生物半减期约为 15 d，90 d 后仍有 TMT 残留。TMT 进入血液后，仅有极少部分存在于血浆中，提示 TMT 主要通过红细胞运输。TMT 在各组织脏器中吸收较快，10 min 即可在组织脏器中检测到 TMT 的存在，大多数组织脏器在 30 min 后浓度已接近峰值，6 h 后达到峰值，28 d 后仍可检测到。试验结果显示，TMT 在红细胞中浓度最高，而在脏器中脾脏最高，这与红细胞是 TMT 的主要富集部位，而红细胞又在脾脏内被破坏有关。各主要脏器中 TMT 的浓度水平为脾>肝>肾>心。

目前关于 TMT 代谢研究资料很少，尚不清楚 TMT 是否在体内转化。TMT 主要经尿液排泄，排泄较缓慢且量较为恒定。Besser R 报道的 6 例中毒病例中，其尿 TMT 峰值出现在接触后第 4 d~第 10 d，而生物半减期则为 14 d~16 d。

（5）神经毒性及机理

TMT 是神经毒物，重度中毒病例可出现头痛、记忆力下降、攻击行为等神经精神症状，头颅 MRI 和脑 CT 检查可见脱髓鞘改变。动物实验研究表明，TMT 可导致动物学习能力下降、记忆能力缺失。新生大鼠接触 TMT，成年后出现空间记忆缺失。TMT 对神经系统毒性作用的靶器官在海马区、齿状回、尾状核和小脑、脑干等。根据现有资料，其神经毒性的机理归纳如下。

① TMT 可影响中枢神经系统传导过程中的神经递质异常：TMT 可使动物海马区和纹状体的 γ-氨基丁酸和多巴胺的水平下降，这可能与其过度兴奋等有关。TMT 会选择性地破坏海马区和相关的嗅皮质区，造成学习和记忆缺失。TMT 也增加前脑 β-肾上腺素附着，从而减少去甲肾上腺素能作用，使神经传导永久性破坏，引起认知能力缺失。TMT 可使小鼠大脑毒蕈碱胆碱能受体减少，尾核、前皮质、海马区的天门冬氨酸、谷酰胺和甘氨酸增加。

② TMT 可致神经细胞坏死：TMT 可引发大鼠大脑海马区、新皮质与下皮质相连接通道结构破坏，使大脑皮层、小脑、海马区、脊神经节细胞内高尔基复合体空泡下降。TMT 引发癫痫的原因可能与其对海马区粒细胞和锥状细胞的损坏有关。

③ 自由基损伤：腹腔注射 TMT 后，小鼠海马区和前皮质区过氧化物升高，提示氧化性损伤是 TMT 的神经毒性机理之一。

④ 膜电位改变：TMT 对神经细胞的早期变化是缓慢地使海马区神经蛋白膜去极化，降低膜电位保持时间和传导能力。

⑤ 基因表达改变：通过分子克隆技术分离出来一种 2.9 千碱基的 cDNA，其蛋白为 88 个氨基酸，该蛋白出现于对 TMT 敏感的细胞，在有机锡化合物选择性神经毒性中起一定的作用。睢罡进行了大鼠 90 d 亚慢性经口毒性试验和 180 d 慢性经口毒性试验，同时进行了神经行为学测试，结果显示，TMT 亚慢性染毒对大鼠自发活动和学习记忆未见明显损害作用。

（6）低血钾症的机制研究

接触 TMT 会出现血清钾低于正常值或出现乏力、头晕、恶心等急性接触反应症状，并且血清钾低于正常值会在整个接触期持续存在。对于接触 TMT 出现血清钾降低的机制，唐小江研究表明，TMT 可抑制肾连接管和集合管闰细胞腔膜面的氢钾 ATP 酶活性，导致钾的重吸收减少且氢排泄受阻，进而引起尿钾丢失，导致低血钾症。

3. 职业流行病学调查

（1）研究对象的确定

研究对象均来自 PVC 塑料制品企业，其生产工艺在行业中具有很好的代表性，且工人的工龄较长，适合作为研究对象。这些塑料制品企业均使用甲基硫醇锡作为热稳定剂，在热稳定剂和塑料制品中均能检出 TMT，含量见表 6-2。

表 6-2　各调查企业热稳定剂和塑料制品中 TMT 的含量

调查企业	热稳定剂中 TMT 含量/（mg/kg）	塑料制品中 TMT 含量/（mg/kg）
企业 1	545.4	96.7
企业 2	301.5	33.3
企业 3	114.5	14.5

（2）调查内容

① 现场职业卫生调查

组装岗位为固定地点作业，制粒、挤出和破碎岗位均为非固定地点作业。企业为制粒岗位和破碎岗位工人配备了防尘口罩，但现场调查发现，工人在实际操作中未佩戴个人防护用品。

② 工人接触 TMT 水平调查

a）工人外暴露水平浓度检测

对于非固定地点作业的制粒岗位、挤出岗位和破碎岗位采用个体采样方式，采样时间为全工作班，检测劳动者个体接触 TMT 浓度。对于固定地点作业的组装岗位和办公室岗位，采用定点长时间采样方式进行样品采样，检测工作地点浓度。所有样品的检测方法均采用工作场所空气中 TMT 标准方法进行检测，检测结果见表6-3。

表 6-3 塑料制品企业不同岗位空气中 TMT 检测结果

组 别	采样数/个	结果/（mg/m³）	
		范围	中位数（M）
接触组	57	<0.000 5~0.047 37	0.012 73
制粒岗位	24	0.010 84~0.047 37	0.017 96
破碎岗位	8	0.007 07~0.039 41	0.016 60
挤出岗位	25	0.007 04~0.014 64	0.009 42
组装岗位	3	<0.000 5~0.000 79	<0.000 5
对照组	5	<0.000 5	<0.000 5

由表6-3可见，接触组的制粒岗位、破碎岗位和挤出岗位3个岗位 TMT 的浓度均高于最低定量浓度，而组装岗位的浓度基本低于最低定量浓度（<0.000 5 mg/m³）。因此本次制定 BEL 时，将制粒岗位、破碎岗位和挤出岗位3个岗位作为接触组，同时将不接触 TMT 的办公室岗位作为对照组。

b）工人内暴露水平浓度检测

在对3家用人单位的劳动者进行职业健康检查时，采集了部分劳动者的尿样和血样，使用配套标准方法对样本中 TMT 含量进行检测，尿样的检测结果见表6-4，血样检测结果见表6-5。

表 6-4 塑料制品企业不同岗位工人尿中 TMT 检测结果

组 别	总人数	结果/（μg/g 肌酐）	
		范围	中位数（M）
接触组	104	<9.0~995.4	66.2
制粒岗位	42	12.1~995.4	129.5
破碎岗位	14	34.1~797.4	76.1
挤出岗位	48	<9.0~166.6	46.6
对照组	25	<9.0~20.0	<9.0

表 6-5　塑料制品企业不同岗位工人血中 TMT 检测结果

组　别	总人数	结果/（μg/L）	
		范围	中位数（M）
接触组	100	<15.0~263.8	53.7
制粒岗位	46	<15.0~263.8	61.1
破碎岗位	22	<15.0~126.3	85.9
挤出岗位	32	<15.0~47.7	28.0
对照组	25	<15.0	<15.0

（3）职业健康检查

研究对象均来自塑料制品企业，这些企业主要生产 PVC 塑料窗帘，使用甲基硫醇锡稳定剂作为热稳定剂。根据现场职业卫生调查和劳动者接触 TMT 水平检测情况（见表 6-3～表 6-5），经配对秩和检验法统计，接触组中制粒岗位与破碎岗位空气中 TMT 水平差异无统计学意义（$P>0.05$）；制粒岗位和破碎岗位空气中 TMT 水平分别高于挤出岗位，差异均有统计学意义（$P<0.01$），因此，将研究对象分为高暴露组（制粒岗位、破碎岗位）和低暴露组（挤出岗位），各组工人基本信息见表 6-6。职业健康检查项目包括内科常规、B 超、心电图、五官科、肺功能、X 射线胸片、肝功能、血常规、尿常规、血电解质、尿电解质等。

表 6-6　各组工人基本信息表

组别	人数	年龄/岁	工龄/年	性别	
			中位数	男	女
高暴露组（破碎岗位、制粒岗位）	106	35.5±6.8	3.4	80	26
低暴露组（挤出岗位）	97	35.9±6.4	8.5	95	2
对照组（办公室岗位）	25	34.2±6.2	—	11	14

（4）资料分析

① 临界不良健康效应指标的确定

用 Fisher's 确切概率法对 3 组人群的职业健康检查项目进行分析，结果显示，内科常规、B 超、五官科、肺功能、X 射线胸片、血清谷丙转氨酶（ALT）、血常规、尿常规、血电解质、尿电解质等指标未见明显的差异，但低血钾的发生率高暴露组>低暴露组>对照组（见表 6-7），由此可见，随着空气、血、尿中 TMT 浓度的升高，劳动者低血钾的发生率也随之升高。

临床上低血钾一般是指血钾低于 3.5 mmol/L，但血钾在 3.0 mmol/L~3.5 mmol/L 时仅有乏力或疲惫感，无其他症状。当血钾<3.0 mmol/L 时会出现明显全身肌无力，以四肢近端肌肉为著，甚至软瘫，腱反射消失症状。故本次将血钾浓度低于 3.0 mmol/L（中度低血钾），工人出现乏力、腱反射消失等症状作为劳动者接触 TMT 的临界不良健康效应，用于制定本限值。

表 6-7　TMT 暴露水平和低血钾发生率之间的关系

组　别	空气中 TMT 浓度/ (mg/m³)		尿中 TMT 含量/ (μg/g 肌酐)		血中 TMT 含量/ (μg/L)		中度低血钾发生率/%
	范围	中位数	范围	中位数	范围	中位数	
高暴露组	0.007 07~0.047 37	0.017 10	12.1~995.4	103.5	<15.0~263.8	81.1	11.3
低暴露组	0.007 04~0.014 64	0.009 42	<9.0~166.6	46.6	<15.0~47.7	28.0	2.1
对照组	<0.000 5	<0.000 5	<9.0~20.0	<9.0	<15.0	<15.0	0

② 生物监测指标的确定

TMT 进入人体后分布在血液和其他组织中，主要以原形从尿中排出，且血和尿中 TMT 含量与空气中 TMT 浓度密切相关。国内已分别建立了血和尿中 TMT 的检测方法，故 GBZ 2.1—2019 使用尿中 TMT 和血中 TMT 作为职业接触 TMT 的生物监测指标。

③ 采样时间的确定

生物监测时，生物样品的采样时间主要取决于生物监测指标的生物半减期长短，如果生物监测指标的生物半减期>100 h，生物样品的采样时间一般不作严格限定。

起草组采集了 50 名接触 TMT 劳动者的班前尿和班末尿，对其中的 TMT 浓度进行测定，结果见表 6-8，经配对秩和检验，证实班前尿和班末尿 TMT 含量差异无统计学意义（$P = 0.402$）。

表 6-8　不同岗位工人班前、班末尿中 TMT 含量比较

岗　位	尿样种类	人数	浓度范围/（μg/g 肌酐）	中位数 M	P 值
制粒岗位	班前尿	23	29.4~995.4	120.5	0.274
	班末尿	23	12.1~748.7	138.5	
破碎岗位	班前尿	11	34.1~297.4	120.8	0.612
	班末尿	11	52.1~278.1	61.4	
挤出岗位	班前尿	16	9.4~98.4	43.5	0.407
	班末尿	16	<9.0~112.1	60.6	
合　计	班前尿	50	9.4~995.5	66.7	0.402
	班末尿	50	<9.0~748.7	66.1	

综上所述，不管是中毒人员还是动物实验均显示血和尿中 TMT 的生物半减期均>100 h，且通过检测也证实，班前尿和班末尿 TMT 含量无显著差异。因此，起草组建议，对于职业接触 TMT 人群，采集血样和尿样的时间不作严格限定，可在班前、班中或班末进行采样。

考虑接触 TMT 后，血和尿中 TMT 含量需要一定时间才能达到峰值，对于初次接触 TMT 的人员，需在接触 1 d 后采集血样，在接触 6 d 后采集尿样。另外，由于脱离接触后，血和尿中 TMT 的浓度会下降，对于已脱离 TMT 接触的劳动者，需注意脱离接触时间对血和尿中 TMT 含量的影响。

4. 我国 TMT 生物接触限值的制定依据和推荐值

（1）TMT 生物接触限值的制定依据

在制定生物接触限值（BEL）时，一般可以通过 NOAEL、LOAEL 或用 95% 医学参考值上限

法进行估算。NOAEL 或 LOAEL 方法仅着眼于某一个剂量推算 BEL，而 95% 医学参考值上限法则利用所有接触人员的试验数据，并通过统计处理得到 BEL。

起草组选取 3 家有行业代表性的 PVC 塑料制品企业，对连续接触 TMT 且工龄较长的 203 名劳动者（包括制料岗位、破碎岗位、挤出岗位）进行职业健康检查及测定血及尿中 TMT 浓度。在 203 人中，未发生临界不良健康效应的共计 189 人，工龄中位数为 5.0 年。为减少工龄的影响，将工龄小于 2.2 年的 54 人剔除，选取工龄大于 2.2 年的劳动者共 135 人，其工龄分位数为 $P_{25} \sim P_{100}$。采用描述性统计方法，得到接触 TMT 但未发生临界不良健康效应的劳动者尿中 TMT 含量的单侧 95% 医学参考值上限为 502.6 μg/g 肌酐，血中 TMT 含量的单侧 95% 医学参考值上限为 208.3 μg/L。按取整的原则，推荐尿中 BEL 为 500 μg/g 肌酐，血中 BEL 为 200 μg/L。

（2）拟推荐 BEL 的科学性

① 与用动物实验数据推导的 BEL 比较

通过查找资料，只查到一项以神经系统损害为效应指标的为期 2 周连续喂养大鼠试验得到的 TMT 的 NOAEL 为 0.7 mg/（kg·d），按照 NOAEL 推算 OEL 的推导公式（见公式 2）：

$$OEL = NOAEL \times BW/SF \times BR \qquad (2)$$

其中：BW 为成年人体重（按 65 kg 计算）；SF 为安全因子（本次 SF 拟取 100，源于由动物外推到人取 10，种内变异再取 10）；BR 为成年人每天呼吸量（按 10 m³ 计算），计算得到 TMT 的 OEL 为 0.045 5 mg/m³。

将劳动者接触工作场所空气中 TMT 的浓度与尿中 TMT 含量（μg/g 肌酐）和血中 TMT 含量（μg/L）进行相关性分析，得到 Spearman 等级相关系数分别为 0.894 和 0.829，说明工作场所空气中 TMT 浓度与尿和血中 TMT 含量存在显著正相关关系。线性回归方程分别为 $y = 0.000\,051x + 0.008\,3$ 和 $y = 0.000\,2x + 0.001\,4$，其中 x 为尿或血中 TMT 含量，y 为工作场所空气中 TMT 浓度。将由 NOAEL 推算得到的 OEL（0.045 5 mg/m³）代入方程计算，得到尿中 BEL 为 729.4 μg/g 肌酐，血中 BEL 为 220.5 μg/L，均高于拟推荐的 BEL，说明拟推荐的 BEL 能更好保护劳动者，具有科学性。

② 与用职业接触限值推导的 BEL 比较

GBZ 2.1—2019 中已制定了 TMT 的 OEL 为 0.025 mg/m³，该限值也由起草组制定。在制定该 OEL 时，也是采用接触 TMT 但未发生中度低血钾的劳动者尿中 TMT 含量（mg/L），通过回归方程推算出 OEL。为了更好地保护劳动者，同时也为了技术上具有可行性，因此采用了 90% 医学参考值上限浓度（0.089 9 mg/L）推算，得到 OEL 为 0.025 mg/m³，如果按 95% 医学参考值上限浓度（0.126 3 mg/L）推算，得到的 OEL 应为 0.035 mg/m³。

为了检验拟推荐 BEL 的科学性，用按 95% 医学参考值上限浓度得到的 OEL 0.035 mg/m³，按上述工作场所空气中 TMT 浓度与血和尿中 TMT 含量的回归方程，计算得到尿中 TMT 的 BEL 为 523.5 μg/g 肌酐，计算得到血中 TMT 的 BEL 为 168.0 μg/L。所得结果与拟推荐值基本一致，说明拟推荐的 BEL 具有科学性。

③ 从岗位急性中毒风险比较

制粒岗位和破碎岗位劳动者尿中 TMT 的最高含量高于拟推荐的 BEL，制粒岗位劳动者血中 TMT 的最高含量高于拟推荐的 BEL，而这两个岗位均是 TMT 急性中毒的多发岗位。挤出岗位劳动者血和尿中 TMT 的最高含量均低于拟推荐的 BEL，而该岗位则从未发生过 TMT 急性中毒。说明 TMT 含量低于拟推荐的 BEL 时不会发生 TMT 急性中毒，TMT 含量高于拟推荐的 BEL 时有发生 TMT 急性中毒的风险，拟推荐的 BEL 具有科学性。

（3）拟推荐 BEL 的可行性

实际检测时发现，有些用人单位破碎岗位和制粒岗位的部分劳动者血和尿中 TMT 含量超过 BEL，主要原因是这些用人单位在这两个岗位没有设置局部除尘设施或设置的局部排风设施不合理，排风效果不好。而在这两个岗位设置合理有效除尘设施或局部排风设施的用人单位，其劳动者血和尿中 TMT 含量均低于各自的 BEL，说明用人单位通过工程控制降低工作场所空气中 TMT 的浓度，可将劳动者血和尿中的 TMT 含量控制在低于 BEL 的水平，拟推荐的 BEL 具有可行性。

（4）结论

综上所述，将尿中 TMT 的 BEL 定为 500 μg/g 肌酐，血中 TMT 的 BEL 定为 200 μg/L，既是科学的，也是可行的。该限值的实施，有利于提高职业卫生防护水平，保护劳动者的健康。

四、正确使用本限值的说明

职业接触三甲基氯化锡生物限值适用于职业接触三甲基氯化锡劳动者的生物监测，并在职业性急性三烷基锡中毒诊断及治疗中起到积极的指导作用。起草组根据相关要求，在充分收集和分析国内外现有三甲基氯化锡职业健康相关资料的基础上，经职业流行病学调查、生物限值推算，将尿中 TMT 的 BEL 定为 500 μg/g 肌酐，血中 TMT 的 BEL 定为 200 μg/L。

另外，规定了接触 TMT 的生物监测指标为尿中 TMT 和血中 TMT，收集尿样和血样的时间均不作严格限定。检测尿中 TMT 含量依据 GBZ/T 313.1 或 GBZ/T 313.2，检测血中 TMT 含量依据 GBZ/T 318.1 或 GBZ/T 318.2；检测尿中肌酐浓度依据 WS/T 97《尿中肌酐分光光度测定方法》或 WS/T 98《尿中肌酐的反相高效液相色谱测定方法》。

参 考 文 献

[1] 唐小江，黄明. 国内外三甲基氯化锡中毒事故分析[J]. 中国工业医学杂志，2010，23（5）：356-369.

[2] 朱海兵，欧阳桂兰，赖燕蔚，等. 急性三甲基氯化锡中毒性脑病 325 例临床分析[J]. 中国职业医学，2019，46（06）：742-745.

[3] 温正国，周逸雄，刘小明. 16 例急性三甲基氯化锡中毒临床特点分析[J]. 现代医学与健康研究电子杂志，2019，3（13）：120-121.

[4] 刘振中，赖关朝，王海兰，等. 三甲基氯化锡对大鼠、小鼠和兔急性毒性及血清离子的影

响［J］．中国职业医学，2008，35，197-199．

［5］眭罡．三甲基氯化锡的蓄积毒性及亚慢性毒性实验研究［D］．太原：山西医科大学，2010．

［6］眭罡，武昕，罗巧，等．三甲基氯化锡的大鼠及小鼠蓄积毒性实验研究［J］．中国职业医学，2010，37：181-182，186．

［7］武昕．三甲基氯化锡的吸收、分布、排泄和二甲基氯化锡的转化实验研究［D］．太原：山西医科大学，2011．

［8］唐小江，夏丽华．13起三甲基氯化锡中毒事故76例临床研究［J］．中国职业医学，2008，35（2）：91-94．

［9］钱桐荪．低血钾症的诊断与治疗［J］．中国中西医结合肾病杂志，2008（05）：377-380．

［10］沈惠麒，顾祖维，吴宜群，等．生物监测和生物标志物——理论基础及应用（第二版）［M］．北京：北京大学医学出版社，2006：9．

［11］金泰廙，雷立健，常秀丽，等．基准剂量法-制定生物接触阈限值的新方法［C］//中华预防医学会．预防医学学科发展蓝皮书（2006卷），2006：6．

［12］FRIBERG L，NORDBERG GF，KESSLER E，et al. Handbook of the Toxieology Metals［M］．Znded. Vols—11：Amsterdam：ElsevierScieneePublishersB. V. ，1986，P：VZ586．

［13］GOZZO S，PERRETTA G，MONACO V，et al . The neuropathology of trimethyltin in the marmoset（Callithrix jacchus）hippocampal formation［J］．Ecotoxicol Environ Saf ，1993，26（3）：293．

［14］SNOEIJ N J，VAN IERSEL A A J，PENNINKS A H，et al. Toxicity of triorganotin compounds：Comparative in vivo studies with a series of trialkyltin compounds and triphenyltin chloride in male rats［J］．Toxicol. Appl. Pharmacol. 1985，81：274-286．

［15］DOCTOR S V，SULTATOS L G，MURPHY S D. Distribution of trimethyltin in various tissues of the male mouse［J］．Toxicol Lett，1983，17（1-2）：43-48．

［16］LIPSCOM J C，PAULE M G. The disposition of 14C-Trimethyltin in the pregnant rat and fetus［J］．Neurotoxicology and Teratology，1989，11（2）：185-191．

［17］LIPSCOMB J C，PAULE M G，SLIKKER W J R. Fetomaternal kinetics of 14C-trimethyltin［J］．Neurotoxicology，1986，7（2）：581．

［18］BESSER R，KRAMER G. Acute trimethyltin limbic-cerebellar sysdrome［J］．Neurology，1987，37：945-950．

（吴邦华、戎伟丰、吴诗华）

第二部分

标准文本

ICS 13.100
C 52

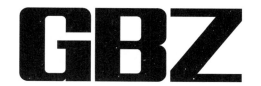

中华人民共和国国家职业卫生标准

GBZ 2.1—2019
代替 GBZ 2.1—2007

工作场所有害因素职业接触限值
第1部分:化学有害因素

Occupational exposure limits for hazardous agents in the workplace
—Part 1:Chemical hazardous agents

2019-08-27 发布   2020-04-01 实施

中华人民共和国国家卫生健康委员会　发　布

前　言

本标准正文表 1～表 3 中的职业接触限值为强制性的，其余为推荐性的。

根据《中华人民共和国职业病防治法》制定本标准。

GBZ 2《工作场所有害因素职业接触限值》分为两个部分：

——第 1 部分：化学有害因素；

——第 2 部分：物理因素。

本部分为 GBZ 2 的第 1 部分。

本部分按照 GB/T 1.1—2009 给出的规则起草。

本部分代替 GBZ 2.1—2007《工作场所有害因素职业接触限值　第 1 部分：化学有害因素》。与 GBZ 2.1—2007 相比，除编辑性修改外主要技术变化如下：

——增加 6 项规范性引用文件：GBZ/T 300、GBZ/T 192、GBZ/T 295、GBZ/T 224、GBZ/T 225 和 GBZ/T 229.2；

——增加 9 个与职业接触相关的概念或定义；删除 5 个规范性引用文件中的术语；引进峰接触浓度概念并替代超限倍数；

——汇总增加近年来研制、修订的 28 种化学有害因素的职业接触限值。

——调整 8 种化学物质的中文或英文名称，以及 8 种物质的 CAS 号；

——增加 16 种物质的致敏标识、4 种物质的皮肤标识、14 种物质的致癌标识，调整 7 种物质的致癌标识；

——将一氧化氮接触限值并入二氧化氮的接触限值；

——明确列出制定接触限值时依据的不良健康效应；

——在第 4 章"卫生要求"中增加了职业接触生物限值（生物监测指标和接触限值），对已发布的卫生行业标准职业接触生物限值及检测方法标准进行了确认，汇总并列出 28 种生物监测指标和接触限值。其中，增加近年审定通过的 13 种职业接触生物限值以及生物材料检测及生物监测质量要求；

——进一步完善了监测检测方法的相关要求；对分别制定有总粉尘和呼吸性粉尘 PC-TWA 的，明确了优先测定呼吸性粉尘的 TWA 的规定；

——增加了工作场所化学有害因素职业接触控制原则及要求；

——增加附录 B，给出了新增限值的主要起草单位及主要起草人等信息；

——对附录 A 正确使用说明做了进一步的细化、完善。增加了职业性有害因素接触的控制原则及要点、行动水平以及职业接触等级分类及其控制、职业病危害作业分级管理原则等，将原标准附录 A《正确使用说明》中的部分内容修订为标准正文。

本部分起草单位：中国疾病预防控制中心职业卫生与中毒控制所、复旦大学公共卫生学院、军事医学科学院、华中科技大学同济公共卫生学院、北京大学公共卫生学院、广东省职业病防治院等。

本部分主要起草人：李涛、张敏、闫慧芳、朱晓俊、陈青松、李文捷、徐伯洪、吴维皑、郑玉新、刘洪涛、周志俊、王生、谷京宇、丘创逸、杨磊、刘晓延、杜燮祎、邱兵、丁春光、王恩业、聂武、朱志良。

本部分所代替标准的历次版本发布情况为：

——GBZ 2—2002；

——GBZ 2.1—2007。

工作场所有害因素职业接触限值
第1部分:化学有害因素

1 范围

本部分规定了工作场所职业接触化学有害因素的卫生要求、检测评价及控制原则。

本部分适用于工业企业卫生设计以及工作场所化学有害因素职业接触的管理、控制和职业卫生监督检查等。

2 规范性引用文件

下列文件对于本文件的应用是必不可少的。凡是注日期的引用文件,仅注日期的版本适用于本文件。凡是不注日期的引用文件,其最新版本(包括所有的修改单)适用于本文件。

GBZ 1 工业企业设计卫生标准

GBZ 159 工作场所空气中有害物质监测的采样规范

GBZ/T 160(所有部分) 工作场所空气有毒物质测定

GBZ/T 192(所有部分) 工作场所空气中粉尘测定

GBZ/T 224 职业卫生名词术语

GBZ/T 225 用人单位职业病防治指南

GBZ/T 229.2 工作场所职业病危害作业分级 第2部分:化学物

GBZ/T 295 职业人群生物监测方法 总则

GBZ/T 300(所有部分) 工作场所空气有毒物质测定

3 术语、定义和缩略语

GBZ/T 224 界定的以及下列术语和定义适用于本文件。

3.1

化学有害因素 chemical hazardous agents

本部分所称化学有害因素包括工作场所存在或产生的化学物质、粉尘及生物因素。

3.2

职业接触 occupational exposure

劳动者在职业活动中通过呼吸道、皮肤黏膜等与职业性有害因素之间接触的过程。

3.3

不良健康效应 adverse health effects

机体因接触职业性有害因素而产生或出现的有害健康效应或毒作用效应。只有达到一定水平的接触,即过量的接触才会引起健康损害。

3.4

临界不良健康效应 critical adverse health effects

用于确定某种职业性有害因素容许接触浓度大小,即职业接触限值时所依据的不良健康效应。

3.5

职业接触限值 occupational exposure limits;OELs

劳动者在职业活动过程中长期反复接触某种或多种职业性有害因素,不会引起绝大多数接触者不良健康效应的容许接触水平。化学有害因素的职业接触限值分为时间加权平均容许浓度、短时间接触容许浓度和最高容许浓度三类。

注:改写 GBZ/T 224—2010,定义 5.1。

3.5.1

时间加权平均容许浓度 permissible concentration-time weighted average;PC-TWA

以时间为权数规定的 8 h 工作日、40 h 工作周的平均容许接触浓度。

3.5.2

短时间接触容许浓度 permissible concentration-short term exposure limit;PC-STEL

在实际测得的 8 h 工作日、40 h 工作周平均接触浓度遵守 PC-TWA 的前提下,容许劳动者短时间(15 min)接触的加权平均浓度。

注:改写 GBZ/T 224—2010,定义 5.3。

3.5.3

最高容许浓度 maximum allowable concentration;MAC

在一个工作日内、任何时间、工作地点的化学有害因素均不应超过的浓度。

注:改写 GBZ/T 224—2010,定义 5.2。

3.6

峰接触浓度 peak exposures;PE

在最短的可分析的时间段内(不超过 15 min)确定的空气中特定物质的最大或峰值浓度。对于接触具有 PC-TWA 但尚未制定 PC-STEL 的化学有害因素,应使用峰接触浓度控制短时间的接触。在遵守 PC-TWA 的前提下,容许在一个工作日内发生的任何一次短时间(15 min)超出 PC-TWA 水平的最大接触浓度。

3.7

接触水平 exposure level

应用标准检测方法检测得到的劳动者在职业活动中特定时间段内实际接触工作场所职业性有害因素的浓度或强度。

注:改写 GBZ/T 224—2010,定义 2.22。

3.8

职业接触限值比值 ratio of occupational exposure level to OELs

劳动者接触某种职业性有害因素的实际接触水平与该因素相应职业接触限值的比值。

当劳动者接触两种以上化学有害因素时,每一种化学有害因素的实际测量值与其对应职业接触限值的比值之和,称为**混合接触比值**(ratio of mixed exposure)。

3.9

行动水平 action level

劳动者实际接触化学有害因素的水平已经达到需要用人单位采取职业接触监测、职业健康监护、职业卫生培训、职业病危害告知等控制措施或行动的水平,也称为**管理水平**(administration level)或**管理浓度**(administration concentration)。

化学有害因素的行动水平,根据工作场所环境、接触的有害因素的不同而有所不同,一般为该因素容许浓度的一半。

注:改写 GBZ/T 224—2010,定义 2.23。

3.10

生物监测 biological monitoring

系统地对劳动者的血液、尿等生物材料中的化学物质或其代谢产物的含量(浓度)、或由其所致的无害生物效应水平进行的系统监测,目的是评价劳动者接触化学有害因素的程度及其可能的健康影响。

注:改写 GBZ/T 224—2010,定义 6.1.2。

3.11

生物接触限值 biological exposure limits;BELs

针对劳动者生物材料中的化学物质或其代谢产物、或引起的生物效应等推荐的最高容许量值,也是评估生物监测结果的指导值。每周 5 d 工作、每天 8 h 接触,当生物监测值在其推荐值范围以内时,绝大多数的劳动者将不会受到不良的健康影响。又称**生物接触指数**(Biological Exposure Indices,BEIs)或**生物限值**(biological limit values,BLVs)。

注:改写 GBZ/T 224—2010,定义 5.9。

4 卫生要求

4.1 工作场所空气中化学有害因素的职业接触限值

工作场所空气中化学有害因素的职业接触限值见表 1。

表1 工作场所空气中化学有害因素职业接触限值

序号	中文名	英文名	化学文摘号 CAS号	OELs mg/m³			临界不良健康效应	备注
				MAC	PC-TWA	PC-STEL		
1	安妥	ANTU	86-88-4	—	0.3	—	甲状腺效应；恶心	—
2	氨	Ammonia	7664-41-7	—	20	30	眼和上呼吸道刺激	—
3	2-氨基吡啶	2-Aminopyridine	504-29-0	—	2	—	中枢神经系统损伤；皮肤、黏膜刺激	皮
4	氨基磺酸铵	Ammonium sulfamate	7773-06-0	—	6	—	呼吸道、眼及皮肤刺激	—
5	氨基氰	Cyanamide	420-04-2	—	2	—	眼和呼吸道刺激；皮肤刺激	—
6	奥克托今	Octogen	2691-41-0	—	2	4	眼刺激	—
7	巴豆醛（丁烯醛）	Crotonaldehyde	4170-30-3	12	—	—	眼和呼吸道刺激；慢性鼻炎；神经功能障碍	—
8	百草枯	Paraquat	4685-14-7	—	0.5	—	呼吸系统损害；皮肤、黏膜刺激	—
9	百菌清	Chlorothalonil	1897-45-6	1	—	—	皮肤刺激；致敏；眼和呼吸道刺激	G2B,敏
10	钡及其可溶性化合物（按Ba计）	Barium and soluble compounds, as Ba	7440-39-3 (Ba)	—	0.5	1.5	消化道刺激；低血钾	—
11	倍硫磷	Fenthion	55-38-9	—	0.2	0.3	胆碱酯酶抑制	皮
12	苯	Benzene	71-43-2	—	6	10	头晕、头痛、意识障碍；全血细胞减少；再障；白血病	皮,G1
13	苯胺	Aniline	62-53-3	—	3	—	高铁血红蛋白血症	皮
14	苯基醚（二苯醚）	Phenyl ether	101-84-8	—	7	14	上呼吸道和眼刺激	—
15	苯醌	Benzoquinone	106-51-4	—	0.45	—	眼、皮肤刺激	—
16	苯硫磷	EPN	2104-64-5	—	0.5	—	胆碱酯酶抑制	皮
17	苯乙烯	Styrene	100-42-5	—	50	100	眼、上呼吸道刺激；神经衰弱；周围神经症状	皮,G2B

表 1（续）

序号	中文名	英文名	化学文摘号 CAS号	OELs mg/m³			临界不良健康效应	备注
				MAC	PC-TWA	PC-STEL		
18	吡啶	Pyridine	110-86-1	—	4	—	眼，呼吸道，皮肤刺激；神经衰弱及植物神经紊乱；肝，肾损害	—
19	苄基氯	Benzyl chloride	100-44-7	5	—	—	呼吸道炎症；皮肤，上呼吸道和眼刺激；肝，肾损害	G2A
20	丙酸	Propionic acid	79-09-4	—	30	—	眼，皮肤和呼吸道刺激	—
21	丙酮	Acetone	67-64-1	—	300	450	呼吸道和眼刺激；麻醉；中枢神经系统损害	—
22	丙酮氰醇（按 CN 计）	Acetone cyanohydrin, as CN	75-86-5	3	—	—	呼吸道刺激；头痛；缺氧/紫绀	皮
23	丙烯醇	Allyl alcohol	107-18-6	—	2	3	眼和上呼吸道刺激	皮
24	丙烯腈	Acrylonitrile	107-13-1	—	1	2	中枢神经系统损害；下呼吸道刺激	皮，G2B
25	丙烯菊酯	allethrin	584-79-2	—	5	—	皮肤刺激；神经系统损害	—
26	丙烯醛	Acrolein	107-02-8	0.3	0.3	—	眼和上呼吸道刺激；肺水肿；肺气肿	皮
27	丙烯酸	Acrylic acid	79-10-7	—	6	—	皮肤，眼及呼吸道刺激	皮
28	丙烯酸甲酯	Methyl acrylate	96-33-3	—	20	—	眼，皮肤和呼吸道刺激；皮肤损害及过敏	皮，敏
29	丙烯酸正丁酯	n-Butyl acrylate	141-32-2	—	25	—	皮肤，眼和呼吸道刺激；麻醉	敏
30	丙烯酰胺	Acrylamide	79-06-1	—	0.3	—	中枢神经系统损害；周围神经系统损害	皮，G2A
31	草甘膦	Glyphosate	1071-83-6	—	5	—	肝，肾功能损伤	G2A
32	草酸	Oxalic acid	144-62-7	—	1	2	呼吸道，眼和皮肤刺激	—
33	抽余油(60 ℃~220 ℃)	Raffinate oil(60 ℃~220 ℃)	—	—	300	—	麻醉；眼，皮肤和呼吸道黏膜刺激；神经系统功能障碍；肝，肾，血液系统改变	—
34	重氮甲烷	Diazomethane	334-88-3	—	0.35	0.7	呼吸道刺激；中枢神经系统抑制	—

表 1（续）

序号	中文名	英文名	化学文摘号 CAS号	OELs mg/m³			临界不良健康效应	备注
				MAC	PC-TWA	PC-STEL		
35	臭氧	Ozone	10028-15-6	0.3	—	—	刺激	—
36	O,O-二甲基-S-（甲基氨基甲酰甲基）二硫代磷酸酯（乐果）	O,O-dimethyl methylcarbamoylmethyl phosphorodithioate（Rogor）	60-51-5	—	1	—	胆碱酯酶抑制	皮
37	O,O-二甲基-（2,2,2-三氯-1-羟基乙基）磷酸酯（敌百虫）	(2,2,2-trichloro-1-hydroxyethyl) dimethylphosphonate（Trichlorfon, Metrifonate or Dipterex）	52-68-6	—	0.5	1	胆碱酯酶抑制	—
38	N-3,4-二氯苯基-N'，N'-二甲基脲（敌草隆）	1,1-Dimethyl-3-(3,4-Dichlorophenyl) urea(Diuron)	330-54-1	—	10	—	呼吸道，眼，皮肤刺激；贫血	—
39	2,4-二氯苯氧基乙酸（2,4-滴）	2,4-Dicholrophenoxyacetic acid (2,4-D)	94-75-7	—	10	—	甲状腺效应；肾小管损伤	皮,G2B
40	二氯二苯基三氯乙烷（滴滴涕，DDT）	Dichlorodiphenyltrichloroethane (DDT)	50-29-3	—	0.2	—	神经系统损害；肝肾损害；呼吸道，皮肤及眼刺激	G2A
41	碲及其化合物（不含碲化氢）（按Te计）	Tellurium and Compounds (except H$_2$Te), as Te	13494-80-9 (Te)	—	0.1	—	中枢神经系统损伤，肝损伤	—
42	碲化铋（按Bi$_2$Te$_3$计）	Bismuth telluride, as Bi$_2$Te$_3$	1304-82-1	—	5	—	呼吸道、眼、皮肤刺激；肝肾影响；贫血	—
43	碘	Iodine	7553-56-2	1	—	—	眼、上呼吸道和皮肤刺激	—
44	碘仿	Iodoform	75-47-8	—	10	—	中枢神经系统损害；眼，呼吸道刺激	—
45	碘甲烷	Methyl iodide	74-88-4	—	10	—	眼刺激；中枢神经系统损害	皮
46	叠氮酸蒸气	Hydrazoic acid vapor	7782-79-8	0.2	—	—	鼻、眼刺激；低血压	—

表 1（续）

序号	中文名	英文名	化学文摘号 CAS号	OELs mg/m³ MAC	OELs mg/m³ PC-TWA	OELs mg/m³ PC-STEL	临界不良健康效应	备注
47	叠氮化钠	Sodium azide	26628-22-8	0.3	—	—	心脏损害；肺损伤	—
48	1,3-丁二烯	1,3-Butadiene	106-99-0	—	5	—	眼和呼吸道刺激；麻醉；神经衰弱；皮肤灼伤或冻伤	G1
49	2-丁氧基乙醇	2-butoxyethanol	111-76-2	—	97	—	刺激	—
50	丁烯	Butylene	25167-67-3	—	100	—	窒息、弱麻醉和弱刺激作用。液态丁烯皮肤冻伤	—
51	毒死蜱	Chlorpyrifos	2921-88-2	—	0.2	—	胆碱酯酶抑制	皮
52	对苯二胺	p-phenylene diamine	106-50-3	—	0.1	—	皮肤致敏、呼吸系统损伤	皮，敏
53	对苯二甲酸	Terephthalic acid	100-21-0	—	8	15	眼、皮肤、黏膜和上呼吸道刺激	—
54	对二氯苯	p-Dichlorobenzene	106-46-7	—	30	60	眼、皮肤、上呼吸道刺激；肝损害	G2B
55	对硫磷	Parathion	56-38-2	—	0.05	0.1	胆碱酯酶抑制	皮，G2B
56	对特丁基甲苯	p-Tert-butyltoluene	98-51-1	—	6	—	眼、上呼吸道刺激	—
57	对硝基苯胺	p-Nitroaniline	100-01-6	—	3	—	高铁血红蛋白血症；肝损害	皮
58	对硝基氯苯	p-Nitrochlorobenzene	100-00-5	—	0.6	—	皮肤致敏、皮炎；过敏性哮喘；肝损害	皮
59	多次甲基多苯基多异氰酸酯	Polymethyhlene polyphenyl isocyanate (PMPPI)	57029-46-6	—	0.3	0.5	皮肤、眼、呼吸道刺激；变态反应、哮喘	敏
60	二苯胺	Diphenylamine	122-39-4	—	10	—	上呼吸道、皮肤刺激；高铁血红蛋白血症；肝肾损害	—
61	二苯基甲烷二异氰酸酯	Diphenylmethane diisocyanate	101-68-8	—	0.05	0.1	眼、上呼吸道刺激；哮喘	敏
62	二丙二醇甲醚（2-甲基甲乙氧基丙醇）	Dipropylene glycol monomethyl ether([2-Methoxymethylethoxy]propano,DPGME)	34590-94-8	—	600	900	轻度麻醉；中枢神经系统抑制	皮

表 1（续）

序号	中文名	英文名	化学文摘号 CAS号	OELs mg/m³			临界不良健康效应	备注
				MAC	PC-TWA	PC-STEL		
63	二丙酮醇	Diacetone alcohol	123-42-2	—	240	—	眼、鼻、喉黏膜刺激；皮肤刺激	—
64	2-N-二丁氨基乙醇	2-N-Dibutylaminoethanol	102-81-8	—	4	—	眼和上呼吸道刺激；眼或皮肤灼伤	皮
65	1,4-二噁烷	1,4-Dioxane	123-91-1	—	70	—	上呼吸道和眼刺激；肝损害	皮，G2B
66	二噁英类化合物	Poly chlorinated dibenzo-p-dioxins and polychlorinated dibenzofurans	1746-01-6	—	30 pgTEQ/m³	—	致癌	G1
67	二氯氟甲烷	Chlorodifluoromethane	75-45-6	—	3 500	—	中枢神经系统损害；心血管系统影响	—
68	二甲胺	Dimethylamine	124-40-3	—	5	10	眼、上呼吸道刺激；皮肤灼伤	—
69	二甲苯（全部异构体）	Xylene(all isomers)	1330-20-7;95-47-6;108-38-3	—	50	100	呼吸道和眼刺激；中枢神经系统损害	—
70	N,N-二甲基苯胺	N,N-Dimethylaniline	121-69-7	—	5	10	高铁血红蛋白血症	皮
71	1,3-二甲基丁基乙酸酯（仲-乙酸己酯）	1,3-Dimethylbutyl acetate (sec-hexyl acetate)	108-84-9	—	300	—	眼、上呼吸道刺激；中枢神经系统抑制	—
72	二甲基二氯硅烷	Dimethyl dichlorosilane	75-78-5	2	—	—	呼吸道、眼及皮肤、黏膜刺激	—
73	N,N-二甲基甲酰胺（DMF）	N,N-Dimethylformamide(DMF)	68-12-2	—	20	—	眼和上呼吸道刺激；肝损害	皮，G2A
74	3,3-二甲基联苯胺	3,3-Dimethylbenzidine	119-93-7	0.02	—	—	眼和呼吸道刺激	皮，G2B
75	二甲基亚砜	Dimethyl sulfoxide	67-68-5	—	160	—	皮肤、黏膜刺激	皮
76	N,N-二甲基乙酰胺，DMAC	N,N-Dimethyl acetamide,DMAC	127-19-5	—	20	—	致幻；呼吸道、皮肤刺激；神经衰弱	皮
77	二甲氧基甲烷（DMM）	Dimethoxymethane(DMM)	109-87-5	—	3 100	—	眼、黏膜刺激	—
78	二聚环戊二烯	Dicyclopentadiene	77-73-6	—	25	—	呼吸道和眼刺激；神经系统症状	—
79	二硫化碳	Carbon disulfide	75-15-0	—	5	10	眼及鼻黏膜刺激；周围神经系统损害	皮

表 1（续）

序号	中文名	英文名	化学文摘号CAS号	OELs mg/m³			临界不良健康效应	备注
				MAC	PC-TWA	PC-STEL		
80	1,1-二氯-1-硝基乙烷	1,1-Dichloro-1-nitroethane	594-72-9	—	12	—	上呼吸道刺激	—
81	1,3-二氯丙醇	1,3-Dichloropropanol	96-23-1	—	5	—	眼、黏膜、皮肤强刺激;呼吸道损害;中枢神经系统抑制;麻醉;溶血	皮;G2B
82	1,2-二氯丙烷	1,2-Dichloropropane	78-87-5	—	350	500	眼、皮肤、黏膜和呼吸道刺激;中枢神经系统抑制;肝肾损害	G1
83	1,3-二氯丙烯	1,3-Dichloropropene	542-75-6	—	4	—	上呼吸道、眼、皮肤刺激;肝肾损害	皮,G2B
84	二氯二氟甲烷	Dichlorodifluoromethane	75-71-8	—	5 000	—	眼及上呼吸道刺激;心脏毒性;液体接触皮肤冻伤	—
85	二氯甲烷	Dichloromethane	75-09-2	—	200	—	皮肤氧血红蛋白症;周围神经系统损害	G2A
86	二氯乙炔	Dichloroacetylene	7572-29-4	0.4	—	—	眼和上呼吸道刺激;意识障碍得及肝肾损害	—
87	1,2-二氯乙烷	1,2-Dichloroethane	107-06-2	—	7	15	中枢神经系统抑制;眼、呼吸道刺激;肺水肿;胃肠道刺激;肝肾损害	G2B
88	1,2-二氯乙烯（全部异构体）	1,2-Dichloroethylene (all isomers)	156-59-2;156-60-5;540-59-0	—	800	—	中枢神经系统损害;眼及上呼吸道刺激	—
89	二硼烷	Diborane	19287-45-7	—	0.1	—	上呼吸道和眼刺激;头痛	—
90	二缩水甘油醚	Diglycidyl ether	2238-07-5	—	0.5	—	眼和呼吸道刺激;麻醉作用	—
91	二硝基苯（全部异构体）	Dinitrobenzene(all isomers)	25154-54-5;528-29-0;99-65-0;100-25-4	—	1	—	高铁血红蛋白血症;眼损害	皮
92	二硝基甲苯	Dinitrotoluene	25321-14-6	—	0.2	—	高铁血红蛋白血症;生殖毒性	G2B(2,4-;2,6-),皮

表1（续）

序号	中文名	英文名	化学文摘号 CAS号	OELs mg/m³			临界不良健康效应	备注
				MAC	PC-TWA	PC-STEL		
93	4,6-二硝基邻甲酚	4,6-Dinitro-o-cresol	534-52-1	—	0.2	—	基础代谢亢进;高热	皮
94	2,4-二硝基氯苯	2,4-Dinitrochlorobenzene	97-00-7	—	0.6	—	皮肤致敏;皮炎;支气管哮喘;肝损害	皮,敏
95	氮氧化物(一氧化氮和二氧化氮)	Nitrogen oxides (Nitric oxide, Nitrogen dioxide)	10102-43-9; 10102-44-0	—	5	10	呼吸道刺激	—
96	二氧化硫	Sulfur dioxide	7446-09-5	—	5	10	呼吸道刺激	—
97	二氧化氯	Chlorine dioxide	10049-04-4	—	0.3	0.8	呼吸道刺激;慢性支气管炎	—
98	二氧化碳	Carbon dioxide	124-38-9	—	9 000	18 000	呼吸中枢、中枢神经系统作用;窒息	—
99	二氧化锡（按Sn计）	Tin dioxide, as Sn	18282-10-5	—	2	—	金属烟热,肺尘锡沉着症;皮炎	—
100	二乙氨基乙醇	2-Diethylaminoethanol	100-37-8	—	50	—	眼、皮肤、呼吸道刺激	皮
101	二乙烯三胺	Diethylene triamine	111-40-0	—	4	—	眼、皮肤、呼吸道刺激;哮喘;眼灼伤	皮
102	二乙基甲酮	Diethyl ketone	96-22-0	—	700	900	眼、呼吸道刺激;麻醉作用	—
103	二乙烯基苯	Divinyl benzene	1321-74-0	—	50	—	眼、呼吸道黏膜刺激;麻醉作用	—
104	二异丁基甲酮	Diisobutyl ketone	108-83-8	—	145	—	刺激、麻醉作用	—
105	甲苯-2,4-二异氰酸酯(TDI)	Toluene-2,4-diisocyanate; Toluene-2,6-diisocyanate(TDI)	584-84-9	—	0.1	0.2	黏膜刺激和致敏作用;哮喘;皮炎	敏
106	二月桂酸二丁基锡	Dibutyltin dilaurate	77-58-7	—	0.1	0.2	肝胆损害;皮肤黏膜刺激;接触性皮炎	皮
107	钒及其化合物（按V计）	Vanadium and compounds, as V	7440-62-6(V)	—	0.05	—	呼吸系统损害	G2B
	五氧化二钒烟尘	Vanadium pentoxide fume dust	1314-62-1	—	1	—	肝、肾损害;血液学毒性	
	钒铁合金尘	Ferrovanadium alloy dust	12604-58-9					
108	酚	Phenol	108-95-2	—	10	—	皮肤和黏膜强刺激;肝肾损害;溶血	皮
109	呋喃	Furan	110-00-9	—	0.5	—	麻醉、中枢神经系统抑制;黏膜刺激、皮炎、肝、肾损害	G2B

表 1（续）

序号	中文名	英文名	化学文摘号 CAS号	OELs mg/m³			临界不良健康效应	备注
				MAC	PC-TWA	PC-STEL		
110	氟化氢（按F计）	Hydrogen fluoride, as F	7664-39-3	2	—	—	呼吸道、皮肤和眼刺激；肺水肿；皮肤灼伤；牙齿酸蚀症	—
111	氟及其他氟化物（不含氟化氢）（按F计）	Fluorides and compounds(except HF), as F	—	—	2	—	眼和上呼吸道刺激；骨损害；氟中毒	—
112	锆及其化合物（按Zr计）	Zirconium and compounds, as Zr	7440-67-7 (Zr)	—	5	10	局部刺激；皮疹；肺肉芽肿	—
113	镉及其化合物（按Cd计）	Cadmium and compounds, as Cd	7440-43-9 (Cd)	—	0.01	0.02	肾损害	G1
114	汞-金属汞（蒸气）	Mercury metal(vapor)	7439-97-6	—	0.02	0.04	肾损害	皮
115	汞-有机汞化合物（按Hg计）	Mercury organic compounds, as Hg	—	—	0.01	0.03	中枢神经系统损害；肾损害	皮,G2B（甲基汞）
116	钴及其化合物（按Co计）	Cobalt and compounds, as Co	7440-48-4 (Co)	—	0.05	0.1	上呼吸道刺激；皮肤黏膜损害；哮喘	G2B；敏
117	过氧化苯甲酰	Benzoyl peroxide	94-36-0	—	5	—	上呼吸道刺激；皮肤刺激及致敏	—
118	过氧化甲乙酮	Methyl ethyl ketone peroxide (MEKP)	1338-23-4	1.5	—	—	上呼吸道、眼和皮肤损害	皮
119	过氧化氢	Hydrogen peroxide	7722-84-1	—	1.5	—	上呼吸道和皮肤刺激；眼损伤	—
120	环己胺	Cyclohexylamine	108-91-8	—	10	20	上呼吸道和眼刺激；中枢神经系统兴奋	—
121	环己醇	Cyclohexanol	108-93-0	—	100	—	眼及上呼吸道刺激；中枢神经系统损害	皮
122	环己酮	Cyclohexanone	108-94-1	—	50	—	眼和上呼吸道刺激；中枢神经系统抑制；麻醉作用	皮
123	环己烷	Cyclohexane	110-82-7	—	250	—	眼、上呼吸道刺激；中枢神经系统损害；麻醉作用	—

表 1（续）

序号	中文名	英文名	化学文摘号 CAS 号	OELs mg/m³			临界不良健康效应	备注
				MAC	PC-TWA	PC-STEL		
124	环三次甲基三硝胺（黑索金）	Cyclonite (RDX)	121-82-4	—	1.5	—	肝损害	皮
125	环氧丙烷	Propylene oxide	75-56-9	—	5	—	眼和上呼吸道刺激	G2B
126	环氧氯丙烷	Epichlorohydrin	106-89-8	—	1	2	上呼吸道刺激；周围神经损害	皮，G2A
127	环氧乙烷	Ethylene oxide	75-21-8	—	2	—	皮肤、呼吸道、黏膜刺激；中枢神经系统损害	G1，皮
128	黄磷	Yellow phosphorus	7723-14-0	—	0.05	0.1	眼及呼吸道刺激；吸入性损伤；肝损害	—
129	邻-茴香胺 对-茴香胺	o-Anisidine; p-Anisidine	90-04-0; 104-94-9	—	0.5	—	高铁血红蛋白血症；神经衰弱和植物神经紊乱	G2B； 皮 (o-)
130	己二醇	Hexylene glycol	107-41-5	100	—	—	眼及上呼吸道刺激；麻醉	—
131	1,6-己二异氰酸酯	1,6-Disocyantohexane(1,6-Hexamethylene diisocyanate)	822-06-0	—	0.03	—	眼及上呼吸道刺激；呼吸系统致敏	敏
132	己内酰胺	Caprolactam	105-60-2	—	5	—	眼、皮肤、上呼吸道	—
133	2-己酮（甲基正丁基甲酮）	2-Hexanone(Methyl n-butyl ketone)	591-78-6	—	20	40	眼、鼻刺激；麻醉；周围神经病	皮
134	一甲胺	Monomethylamine	74-89-5	—	5	10	眼、皮肤和上呼吸道刺激	—
135	甲拌磷	Thimet	298-02-2	0.01	—	—	胆碱酯酶抑制	皮
136	甲苯	Toluene	108-88-3	—	50	100	麻醉作用；皮肤黏膜刺激	皮
137	N-甲苯胺 O-甲苯胺	N-Methyl aniline; O-Toluidine	100-61-8; 95-53-4	—	2	—	高铁血红蛋白血症；中枢神经系及肝、肾损害；神经衰弱	皮；G1 (o-)

表 1（续）

序号	中文名	英文名	化学文摘号 CAS号	OELs mg/m³ MAC	OELs mg/m³ PC-TWA	OELs mg/m³ PC-STEL	临界不良健康效应	备注
138	甲醇	Methanol	67-56-1	—	25	50	麻醉作用和眼、上呼吸道刺激;眼损害	皮
139	甲酚（全部异构体）	Cresol(all isomers)	1319-77-3; 95-48-7; 108-39-4; 106-44-5	—	10	—	眼、皮肤和上呼吸道刺激	皮
140	甲基丙烯腈	Methylacrylonitrile	126-98-7	—	3	—	中枢神经系统损害;眼和皮肤刺激	皮
141	甲基丙烯酸	Methacrylic acid	79-41-4	—	70	—	皮肤和眼刺激	—
142	甲基丙烯酸甲酯	Methyl methacrylate	80-62-6	—	100	—	眼、上呼吸道,皮肤刺激;肺功能改变	敏
143	甲基丙烯酸缩水甘油酯	Glycidyl methacrylate	106-91-2	5	—	—	上呼吸道,眼和皮肤刺激	—
144	甲基肼	Methyl hydrazine	60-34-4	0.08	—	—	上呼吸道刺激;眼刺激;肝损害	皮
145	甲基内吸磷	Methyl demeton	8022-00-2	—	0.2	—	胆碱酯酶抑制	皮
146	18-甲基炔诺酮（炔诺孕酮）	18-Methyl norgestrel	6533-00-2	—	0.5	2	类早孕反应及不规则出血;影响泌乳	—
147	甲基叔丁基醚	Methyl tert-butyl ether(MTBE)	1634-04-4	—	180	270	黏膜刺激,肝、肾损害	—
148	甲硫醇	Methyl mercaptan	74-93-1	—	1	—	肝损害	—
149	甲醛	Formaldehyde	50-00-0	0.5	—	—	上呼吸道和眼刺激	敏,G1
150	甲酸	Formic acid	64-18-6	—	10	20	上呼吸道,眼和皮肤刺激	—
151	甲乙酮(2-丁酮)	Methyl ethyl ketone(2-Butanone)	78-93-3	—	300	600	眼,呼吸道刺激	—
152	2-甲氧基乙醇	2-Methoxyethanol	109-86-4	—	15	—	血液学效应;生殖效应	皮
153	2-甲氧基乙基乙酸酯	2-Methoxyethyl acetate	110-49-6	—	20	—	眼、黏膜和呼吸道刺激;血液学效应、生殖效应	皮

表 1（续）

序号	中文名	英文名	化学文摘号 CAS号	OELs mg/m³			临界不良健康效应	备注
				MAC	PC-TWA	PC-STEL		
154	甲氧氯	Methoxychlor	72-43-5	—	10	—	肝损害;中枢神经系统损害	—
155	间苯二酚	Resorcinol	108-46-3	—	20	—	眼和皮肤刺激	—
156	焦炉逸散物（按苯溶物计）	Coke oven emissions, as benzene soluble matter	—	—	0.1	—	肺癌	G1
157	肼	Hydrazine	302-01-2	—	0.06	0.13	上呼吸道癌	皮,G2A
158	久效磷	Monocrotophos	6923-22-4	—	0.1	—	胆碱酯酶抑制	皮
159	糠醇	Furfuryl alcohol	98-00-0	—	40	60	上呼吸道和眼刺激	皮
160	糠醛	Furfural	98-01-1	—	5	—	上呼吸道和眼刺激	皮
161	考的松	Cortisone	53-06-5	—	1	—	抑制炎症反应和免疫反应	—
162	苦味酸（2,4,6-三硝基苯酚）	Picric acid (2,4,6-Trinitrophenol)	88-89-1	—	0.1	—	皮肤致敏、皮炎;眼刺激	—
163	癸硼烷	Decaborane	17702-41-9	—	0.25	0.75	肺损伤;心力减退;中枢神经系统中毒;肝肾损害;皮肤黏膜刺激	皮
164	联苯	Biphenyl	92-52-4	—	1.5	—	肺功能改变	—
165	邻苯二甲酸二丁酯	Dibutyl phthalate	84-74-2	—	2.5	—	睾丸损害;眼和上呼吸道刺激	—
166	邻苯二甲酸酐	Phthalic anhydride	85-44-9	1	—	—	上呼吸道、眼和皮肤刺激	敏
167	邻二氯苯	o-Dichlorobenzene	95-50-1	—	50	100	上呼吸道和眼刺激;肝损害	—
168	邻氯苯乙烯	o-Chlorostyrene	2039-87-4	—	250	400	中枢神经系统损害;周围神经病	—
169	邻氯苄叉丙二腈	o-Chlorobenzylidene malononitrile	2698-41-1	0.4	—	—	上呼吸道刺激;皮肤致敏	皮
170	邻仲丁基苯酚	o-sec-Butylphenol	89-72-5	—	30	—	上呼吸道,眼和皮肤刺激	皮

表 1（续）

序号	中文名	英文名	化学文摘号 CAS号	OELs mg/m³			临界不良健康效应	备注
				MAC	PC-TWA	PC-STEL		
171	磷胺	Phosphamidon	13171-21-6	—	0.02	—	剧毒；皮肤，眼刺激	皮
172	磷化氢	Phosphine	7803-51-2	0.3	—	—	上呼吸道刺激；头痛；胃肠道刺激；中枢神经系统损害	—
173	磷酸	Phosphoric acid	7664-38-2	—	1	3	上呼吸道，眼和皮肤刺激	—
174	磷酸二丁基苯酯	Dibutyl phenyl phosphate	2528-36-1	—	3.5	—	胆碱酶抑制；上呼吸道刺激	皮
175	硫化氢	Hydrogen sulfide	7783-06-4	10	—	—	神经毒性；强烈黏膜刺激	—
176	硫酸钡（按 Ba 计）	Barium sulfate, as Ba	7727-43-7	—	10	—	机械刺激炎症反应；肺沉着症	—
177	硫酸二甲酯	Dimethyl sulfate	77-78-1	—	0.5	—	眼和皮肤刺激	皮，G2A
178	硫酸及三氧化硫	Sulfuric acid and sulfur trioxide	7664-93-9 7446-11-9	—	1	2	肺功能改变	G1
179	硫酰氟	Sulfuryl fluoride	2699-79-8	—	20	40	中枢神经系统损害	—
180	六氟丙酮	Hexafluoroacetone	684-16-2	—	0.5	—	睾丸损害；肾损害	皮
181	六氟丙烯	Hexafluoropropylene	116-15-4	—	4	—	肝肾及肺损害	—
182	六氟化硫	Sulfur hexafluoride	2551-62-4	—	6 000	—	窒息	—
183	六六六（六氯环己烷）	Hexachlorocyclohexane	608-73-1	—	0.3	0.5	胆碱酯酶抑制；慢性中毒全身症状；黏膜，皮肤刺激	G2B
184	γ-六六六（γ-六氯环己烷）	γ-Hexachlorocyclohexane	58-89-9	—	0.05	0.1	胃肠不适，接触性皮炎，神经衰弱，末梢神经病及肝肾损害	皮，G1
185	六氯丁二烯	Hexachlorobutadiene	87-68-3	—	0.2	—	肾损害	皮

表1（续）

序号	中文名	英文名	化学文摘号 CAS号	OELs mg/m³			临界不良健康效应	备注
				MAC	PC-TWA	PC-STEL		
186	六氯环戊二烯	Hexachlorocyclopentadiene	77-47-4	—	0.1	—	上呼吸道刺激	—
187	六氯萘	Hexachloronaphthalene	1335-87-1	—	0.2	—	肝损害；氯痤疮	皮
188	六氯乙烷	Hexachloroethane	67-72-1	—	10	—	肝、肾损害	皮,G2B
189	氯	Chlorine	7782-50-5	1	—	—	上呼吸道和眼刺激	—
190	氯苯	Chlorobenzene	108-90-7	—	50	—	肝损害	—
191	氯丙酮	Chloroacetone	78-95-5	4	—	—	眼和上呼吸道刺激	皮
192	氯丙烯	Allyl chloride	107-05-1	—	2	4	眼和上呼吸道刺激；肝、肾损害	—
193	β-氯丁二烯	β-Chloroprene	126-99-8	—	4	—	上呼吸道和眼刺激	皮,G2B
194	氯化铵烟	Ammonium chloride fume	12125-02-9	—	10	20	眼和上呼吸道刺激	—
195	氯化汞（升汞）	Mercuric chloride	7487-94-7	—	0.025	—	中枢神经系统和周围神经系统损害；肾损害	—
196	氯化苦	Chloropicrin	76-06-2	1	—	—	眼刺激；肺水肿	—
197	氯化氢及盐酸	Hydrogen chloride and chlorhydric acid	7647-01-0	7.5	—	—	上呼吸道刺激	—
198	氯化氰	Cyanogen chloride	506-77-4	0.75	—	—	肺水肿；眼、皮肤和呼吸道刺激	—
199	氯化锌烟	Zinc chloride fume	7646-85-7	—	1	2	呼吸道刺激	—
200	氯甲醚	Chloromethyl methyl ether	107-30-2	0.005	—	—	肺癌	G1
201	氯甲烷	Methyl chloride	74-87-3	—	60	120	中枢神经系统损害；肝、肾损害；睾丸损害；致畸	皮
202	氯联苯（54%氯）	Chlorodiphenyl (54%Cl)	11097-69-1	—	0.5	—	上呼吸道刺激；肝损害；氯痤疮	皮,G2A
203	氯萘	Chloronaphthalene	90-13-1	—	0.5	—	氯痤疮；中毒性肝炎	皮

表 1（续）

序号	中文名	英文名	化学文摘号 CAS号	OELs mg/m³			临界不良健康效应	备注
				MAC	PC-TWA	PC-STEL		
204	氯乙醇	Ethylene chlorohydrin	107-07-3	2	—	—	眼、上呼吸道刺激；中枢神经系统影响；皮肤红斑；脑、肺水肿；慢性影响影响全身症状、血压降低和消瘦等	皮
205	氯乙醛	Chloroacetaldehyde	107-20-0	3	—	—	上呼吸道和眼刺激	—
206	氯乙酸	Chloroacetic acid	79-11-8	2	—	—	上呼吸道刺激；心、肺、肝、肾及中枢神经损害；眼、鼻黏膜或角膜灼伤，皮肤灼伤	皮
207	氯乙烯	Vinyl chloride	75-01-4	—	10	—	肝血管肉瘤；麻醉；昏迷、抽搐；皮肤损害；神经衰弱，肝损伤，消化功能障碍，肢端溶骨症	G1
208	α-氯乙酰苯	α-Chloroacetophenone	532-27-4	—	—	—	眼、呼吸道和皮肤刺激	—
209	氯乙酰氯	Chloroacetyl chloride	79-04-9	—	0.2	0.6	上呼吸道刺激	皮
210	马拉硫磷	Malathion	121-75-5	—	2	—	胆碱酯酶抑制；上呼吸道刺激	皮，G2A
211	马来酸酐	Maleic anhydride	108-31-6	—	1	2	眼、上呼吸道和皮肤刺激	敏
212	吗啉	Morpholine	110-91-8	—	60	—	眼损害；上呼吸道刺激；支气管炎、肺炎、肺水肿；皮肤灼伤	皮
213	煤焦油沥青挥发物（按苯溶物计）	Coal tar pitch volatiles, as Benzene soluble matters	65996-93-2	—	0.2	—	肺癌	G1
214	锰及其无机化合物（按 MnO₂ 计）	Manganese and inorganic compounds, as MnO₂	7439-96-5 (Mn)	—	0.15	—	中枢神经系统损害	—

表 1（续）

序号	中文名	英文名	化学文摘号 CAS号	OELs mg/m³			临界不良健康效应	备注
				MAC	PC-TWA	PC-STEL		
215	钼及其化合物（按Mo计）	Molybdenum and compounds, as Mo	7439-98-(Mo)	—		—		—
	钼,不溶性化合物	Molybdenum and insoluble compounds	—	—	6	—		—
	钼,可溶性化合物	Molybdenum and soluble compounds	—	—	4	—	下呼吸道刺激	皮
216	内吸磷	Demeton	8065-48-3	—	0.05	—	胆碱酯酶抑制	皮
217	萘	Naphthalene	91-20-3	—	50	75	溶血性贫血;肝,肾损害;上呼吸道和眼刺激	皮,G2B
218	2-萘酚	2-Naphthol	135-19-3	—	0.25	0.5	皮肤强刺激;血液循环和肾损伤;接触性皮炎	—
219	萘烷	Decalin	91-17-8	—	60	—	皮肤黏膜刺激,麻醉作用;眼刺激;周围神经病;胃肠道影响	—
220	尿素	Urea	57-13-6	—	5	10	眼,皮肤和黏膜刺激	—
221	镍及其无机化合物（按Ni计）	Nickel and inorganic compounds, as Ni	7440-02-0(Ni)					G1（镍化合物），敏，G2B（金属和合金）
	金属镍与难溶性镍化合物	Nickel metal and insoluble compounds		—	1	—	皮炎;尘肺病;肺损害;鼻癌;肺癌	
	可溶性镍化合物	Soluble nickel compounds	—	—	0.5	—		—
222	铍及其化合物（按Be计）	Beryllium and compounds, as Be	7440-41-7 (Be)	—	0.000 5	0.001	致过敏，铍病，肺癌	皮;G1

表 1（续）

序号	中文名	英文名	化学文摘号 CAS号	OELs mg/m³			临界不良健康效应	备注
				MAC	PC-TWA	PC-STEL		
223	偏二甲基肼	Unsymmetric dimethylhydrazine	57-14-7	—	0.5	—	上呼吸道刺激；鼻癌	皮,G2B
224	铅及其无机化合物（按Pb计）	Lead and inorganic Compounds, as Pb	7439-92-1 (Pb)	—	—	—	中枢神经系统损害；周围神经损害；血液学效应	G2B(铅)，G2A(铅的无机化合物)
	铅尘	Lead dust	—	—	0.05	—		
	铅烟	Lead fume	—	—	0.03	—		
225	氢化锂	Lithium hydride	7580-67-8	—	0.025	0.05	皮肤、眼和上呼吸道刺激	—
226	氢醌	Hydroquinone	123-31-9	—	1	2	眼损害；皮肤、黏膜腐蚀；中枢神经系统抑制；肝功能损害	—
227	氢氧化钾	Potassium hydroxide	1310-58-3	2	—	—	上呼吸道、眼和皮肤刺激	—
228	氢氧化钠	Sodium hydroxide	1310-73-2	2	—	—	上呼吸道、眼和皮肤刺激	—
229	氢氧化铯	Cesium hydroxide	21351-79-1	—	2	—	上呼吸道、皮肤和眼刺激	—
230	氰氨化钙	Calcium cyanamide	156-62-7	—	1	3	眼和上呼吸道刺激	—
231	氰化氢（按CN计）	Hydrogen cyanide, as CN	74-90-8	1	—	—	上呼吸道刺激；头痛；恶心；甲状腺效应	皮
232	氰化物（按CN计）	Cyanides, as CN	57-12-5	1	—	—	上呼吸道刺激；头痛；恶心；甲状腺效应	皮
233	氰戊菊酯	Fenvalerate	51630-58-1	—	0.05	—	皮肤、上呼吸道刺激；中枢神经和周围神经系统症状；眼、皮肤刺激	皮

表 1（续）

序号	中文名	英文名	化学文摘号 CAS号	OELs mg/m³			临界不良健康效应	备注
				MAC	PC-TWA	PC-STEL		
234	全氟异丁烯	Perfluoroisobutylene	382-21-8	0.08	—	—	上呼吸道刺激；血液学效应	—
235	壬烷	Nonane	111-84-2	—	500	—	中枢神经系统损害	—
236	溶剂汽油	Solvent gasolines	—	—	300	—	上呼吸道和眼刺激；中枢神经系统损害	—
237	乳酸正丁酯	n-Butyl lactate	138-22-7	—	25	—	头痛；上呼吸道刺激	—
238	三氟化氯	Chlorine trifluoride	7790-91-2	0.4	—	—	眼和上呼吸道刺激；肺损害	—
239	三氟化硼	Boron trifluoride	7637-07-2	3	—	—	下呼吸道刺激；肺炎	—
240	三氟甲基次氟化物	Trifluoromethyl hypofluorite	373-91-1	0.2	—	—		—
241	三甲苯磷酸酯（全部异构体）	Tricresyl phosphate（all isomers）	1330-78-5	—	0.3	—	中毒性神经病	皮
242	三甲基氯化锡	Trimethyltin chloride	1066-45-1	0.025	—	—	低血钾；中枢神经系统损伤	皮
243	1,2,3-三氯丙烷	1,2,3-Trichloropropane	96-18-4	—	60	—	肝、肾损害，眼和上呼吸道刺激	皮，G2A
244	三氯化磷	Phosphorus trichloride	7719-12-2	—	1	2	上呼吸道，眼和皮肤刺激	—
245	三氯甲烷（氯仿）	Trichloromethane(chloroform)	67-66-3	—	20	—	肝损害；胚胎/胎儿损害；中枢神经系统损害	G2B
246	三氯硫磷	Thiophosphoryl chloride	3982-91-0	0.5	—	—	眼、皮肤，黏膜和呼吸道强烈刺激	—
247	三氯氢硅	Trichlorosilane	10025-28-2	3	—	—	眼和上呼吸道刺激	—
248	三氯氧磷	Phosphorus oxychloride	10025-87-3	—	0.3	0.6	上呼吸道刺激	—
249	三氯乙醛	Trichloroacetaldehyde	75-87-6	3	—	—	皮肤，黏膜强烈刺激；接触性皮炎	G2A
250	1,1,1-三氯乙烷	1,1,1-trichloroethane	71-55-6	—	900	—	中枢神经系统损害；心律不齐；皮肤轻度刺激	—

表 1（续）

序号	中文名	英文名	化学文摘号 CAS号	OELs mg/m³			临界不良健康效应	备注
				MAC	PC-TWA	PC-STEL		
251	三氯乙烯	Trichloroethylene	79-01-6	—	30	—	中枢神经系统损伤	G1,敏
252	三硝基甲苯	Trinitrotoluene	118-96-7	—	0.2	0.5	高铁血红蛋白血症；肝损害；白内障	皮
253	三溴甲烷	Tribromomethane	75-25-2	—	5	—	上呼吸道和眼部刺激；肝肾毒性	皮
254	三氧化铬，铬酸盐，重铬酸盐（按Cr计）	Chromium trioxide, chromate, dichromate, as Cr	1333-82-0; 18540-29-9（六价铬）; 7440-47-3（金属铬）(Cr)	—	0.05	—	皮肤过敏和溃疡；鼻腔炎症、坏死、肺癌	G1,敏
255	三乙基氯化锡	Triethyltin chloride	994-31-0	—	0.05	0.1	头痛，全身症状，窦性心动过缓；神经衰弱	皮
256	杀螟松	Sumithion	122-14-5	—	1	2	胆碱酯酶抑制	皮
257	杀鼠灵[3-(1-丙酮基苄基)-4-羟基香豆素；华法林]	3-(A-acetonylbenzyl) 4-hydroxycoumarin; Warfarin	81-81-2	—	0.1	—	抗凝血作用	—
258	砷化氢（胂）	Arsine	7784-42-1	0.03	—	—	强溶血作用；多发性神经炎	—
259	砷及其无机化合物（按As计）	Arsenic and inorganic compounds, as As	7440-38-2 (As)	—	0.01	0.02	肺癌、皮肤癌	G1
260	石蜡烟	Paraffin wax fume	8002-74-2	—	2	4	上呼吸道刺激；恶心	—
261	十溴联苯醚	Decabromodiphenyl ether	1163-19-5	—	5	—	内分泌干扰；神经、生殖、肝毒性	—

表1（续）

序号	中文名	英文名	化学文摘号 CAS号	OELs mg/m³			临界不良健康效应	备注
				MAC	PC-TWA	PC-STEL		
262	石油沥青烟（按苯溶物计）	Asphalt (petroleum) fume, as benzene soluble matter	8052-42-4	—	5	—	上呼吸道刺激和眼刺激	G2B
263	双（巯基乙酸）二辛基锡	Bis(marcaptoacetate) dioctyltin	26401-97-8	—	0.1	0.2	皮肤致敏，中枢神经系统损害	—
264	双酚A	Bisphenol A(BPA)	80-05-7	—	5	—	生殖影响；内分泌损害	—
265	双硫醒	Disulfiram	97-77-8	—	2	—	血管舒张；恶心	—
266	双氯甲醚	Bis(chloromethyl) ether	542-88-1	0.005	—	—	肺癌	G1
267	四氯化碳	Carbon tetrachloride	56-23-5	—	15	25	肝损害	皮，G2B
268	四氯乙烯	Tetrachloroet hylene	127-18-4	—	200	—	中枢神经系统损害	G2A
269	四氢呋喃	Tetrahydrofuran	109-99-9	—	300	—	上呼吸道刺激；中枢神经系统损害；肾损害	—
270	四氢化硅	Silicon tetrahydride	7803-62-5	—	6.6	—	眼、皮肤、呼吸道刺激	—
271	四氢化锗	Germanium tetrahydride	7782-65-2	—	0.6	—	溶血；肾损害	—
272	四溴化碳	Carbon tetrabromide	558-13-4	—	1.5	4	肝损害；眼、上呼吸道损害	—
273	四乙基铅（按Pb计）	Tetraethyl lead, as Pb	78-00-2	—	0.02	—	中枢神经系统损害	皮
274	松节油	Turpentine	8006-64-2	—	300	—	上呼吸道、皮肤刺激；中枢神经系统损害；肺损害	—
275	铊及其可溶性化合物（按Tl计）	Thallium and soluble compounds, as Tl	7440-28-0 (Tl)	—	0.05	0.1	胃肠损害；周围神经病	皮
276	钽及其氧化物（按Ta计）	Tantalum and oxide, as Ta	7440-25-7 (Ta)	—	5	—	上呼吸道刺激	—
277	碳酸钠	Sodium carbonate	497-19-8	—	3	6	上呼吸道、眼、皮肤刺激	—

表1（续）

序号	中文名	英文名	化学文摘号 CAS号	OELs mg/m³			临界不良健康效应	备注
				MAC	PC-TWA	PC-STEL		
278	碳酰氯（光气）	Carbonyl chloride(Phosgene)	75-44-5	0.5	—	—	眼和上呼吸道刺激；肺损害	—
279	羰基氟	Carbonyl fluoride	353-50-4	—	5	10	下呼吸道刺激；骨损害	—
280	羰基镍（按Ni计）	Nickel carbonyl, as Ni	13463-39-3	0.002	—	—	化学性肺炎	G1
281	锑及其化合物（按Sb计）	Antimony and compounds , as Sb	7440-36-0 (Sb)	—	0.5	—	皮肤和上呼吸道刺激	—
282	铜（按Cu计） 铜尘 铜烟	Copper, as Cu Copper dust Copper fume	7440-50-8 — —	— — —	 1 0.2	 — —	呼吸道，皮肤刺激；胃肠道反应；金属烟烟热	—
283	钨及其不溶性化合物（按W计）	Tungsten and insoluble compounds, as W	7440-33-7 (W)	—	5	10	下呼吸道刺激	—
284	五氟一氯乙烷	Chloropentafluoroethane	76-15-3	—	5 000	—	心律不齐；昏迷甚至死亡；冻伤	—
285	五硫化二磷	Phosphorus pentasulfide	1314-80-3	—	1	3	上呼吸道刺激	—
286	五氯酚及其钠盐	Pentachlorophenol and sodium salts	87-86-5	—	0.3	—	上呼吸道刺激；中枢神经系统损害；心脏损害；眼刺激	皮，G2B
287	五羰基铁（按Fe计）	Iron pentacarbonyl, as Fe	13463-40-6	—	0.25	0.5	肺水肿；中枢神经系统损害	
288	五氧化二磷	Phosphorus pentoxide	1314-56-3	1	—	—	皮肤，眼及上呼吸道刺激；肺炎或肺水肿；齿，龈和下颌骨损害	—
289	戊醇	Amyl alcohol	71-41-0	—	100	—	眼，皮肤和上呼吸道刺激	—
290	戊烷（全部异构体）	Pentane (all isomers)	78-78-4 109-66-0 463-82-1	—	500	1 000	周围神经病	—
291	硒化氢（按Se计）	Hydrogen selenide, as Se	7783-07-5	—	0.15	0.3	上呼吸道和眼刺激；恶心	—

表 1（续）

序号	中文名	英文名	化学文摘号 CAS号	OELs mg/m³ MAC	OELs mg/m³ PC-TWA	OELs mg/m³ PC-STEL	临界不良健康效应	备注
292	硒及其化合物（按Se计）（不包括六氟化硒、硒化氢）	Selenium and compounds, as Se (except hexafluoride, hydrogen selenide)	7782-49-2 (Se)	—	0.1	—	眼和上呼吸道刺激	—
293	纤维素	Cellulose	9004-34-6	—	10	—	上呼吸道刺激	—
294	硝化甘油	Nitroglycerine	55-63-0	1	—	—	舒张血管	皮
295	硝基苯	Nitrobenzene	98-95-3	—	2	—	高铁血红蛋白血症	皮,G2B
296	1-硝基丙烷	1-Nitropropane	108-03-2	—	90	—	上呼吸道刺激；肝损害；眼刺激	—
297	2-硝基丙烷	2-Nitropropane	79-46-9	—	30	—	肝损害；肝癌	G2B
298	硝基甲苯（全部异构体）	Nitrotoluene (all isomers)	88-72-2; 99-08-1; 99-99-0	—	10	—	高铁血红蛋白血症	皮,G2A
299	硝基甲烷	Nitromethane	75-52-5	—	50	—	甲状腺效应；上呼吸道刺激；肺损害	G2B
300	硝基乙烷	Nitroethane	79-24-3	—	300	—	上呼吸道刺激；中枢神经系统损害；肝损害	G2B
301	辛烷	Octane	111-65-9	—	500	—	上呼吸道刺激	—
302	溴	Bromine	7726-95-6	—	0.6	2	呼吸道刺激、肺损害	—
303	溴化氢	Hydrogen bromide	10035-10-6	10	—	—	上呼吸道刺激	—
304	1-溴丙烷	1-Bromopropane(1-BP)	106-94-5	—	21	—	肝脏和胚胎/胎儿损害；神经毒性	G2B
305	溴甲烷	Methyl bromide	74-83-9	—	2	—	上呼吸道和皮肤刺激	皮
306	溴氰菊酯	Deltamethrin	52918-63-5	—	0.03	—	中枢神经和周围神经系统症状；眼、皮肤刺激	—

表 1（续）

序号	中文名	英文名	化学文摘号 CAS号	OELs mg/m³			临界不良健康效应	备注
				MAC	PC-TWA	PC-STEL		
307	溴鼠灵	Brodifacoum	56073-10-0	—	0.002	—	抗凝血作用;经皮毒性	—
308	氧化钙	Calcium oxide	1305-78-8	—	2	—	上呼吸道刺激	—
309	氧化镁烟	Magnesium oxide fume	1309-48-4	—	10	—	黏膜刺激;金属烟热	—
310	氧化锌	Zinc oxide	1314-13-2	—	3	5	金属烟热	—
311	氧乐果	Omethoate	1113-02-6	—	0.15	—	胆碱酯酶抑制	皮
312	液化石油气	Liquified petroleum gas (L. P. G.)	68476-85-7	—	1 000	1 500	麻醉;植物神经功能紊乱;冻伤	—
313	一氧化碳 非高原 高原 海拔2 000 m~3 000 m 海拔>3 000 m	Carbon monoxide not in high altitude area In high altitude area 2 000 m~3 000 m >3 000 m	630-08-0	— 20 15	20	30	碳氧血红蛋白症	—
314	乙胺	Ethylamine	75-04-7	—	9	18	皮肤、眼刺激;眼损害	皮
315	乙苯	Ethyl benzene	100-41-4	—	100	150	上呼吸道及眼刺激;中枢神经系统损害	G2B
316	乙醇胺	Ethanolamine	141-43-5	—	8	15	眼和皮肤刺激	—
317	乙二胺	Ethylenediamine	107-15-3	—	4	10	皮肤、黏膜强刺激;肝、肾损害;皮肤和眼灼伤;哮喘	皮、敏
318	乙二醇	Ethylene glycol	107-21-1	—	20	40	上呼吸道和眼刺激	—
319	乙二醇二硝酸酯	Ethylene glycol dinitrate	628-96-6	—	0.3	—	血管舒张;头痛	皮
320	乙酐	Acetic anhydride	108-24-7	—	16	—	眼和上呼吸道刺激	—

表 1（续）

序号	中文名	英文名	化学文摘号 CAS号	OELs mg/m³			临界不良健康效应	备注
				MAC	PC-TWA	PC-STEL		
321	N-乙基吗啉	N-Ethylmorpholine	100-74-3	—	25	—	上呼吸道刺激；眼损害	皮
322	乙基戊基甲酮	Ethyl amyl ketone	541-85-5	—	130	—	上呼吸道和眼刺激；中枢神经系统损害	—
323	乙腈	Acetonitrile	75-05-8	—	30	—	下呼吸道刺激	皮
324	乙硫醇	Ethyl mercaptan	75-08-1	—	1	—	上呼吸道刺激；中枢神经系统损害	—
325	乙醚	Ethyl ether	60-29-7	—	300	500	中枢神经系统损害；上呼吸道刺激	—
326	乙醛	Acetaldehyde	75-07-0	45	—	—	眼和上呼吸道刺激	G2B
327	乙酸	Acetic acid	64-19-7	—	10	20	上呼吸道和眼刺激	—
328	乙酸丙酯	Propyl acetate	109-60-4	—	200	300	眼和上呼吸道刺激	—
329	乙酸丁酯	Butyl acetate	123-86-4	—	200	300	眼和上呼吸道刺激	—
330	乙酸甲酯	Methyl acetate	79-20-9	—	200	500	头痛；眼和上呼吸道刺激；眼神经损害	—
331	乙酸戊酯（全部异构体）	Amyl acetate (all isomers)	628-63-7	—	100	200	眼、上呼吸道及皮肤刺激；消化道症状；贫血和嗜酸性粒细胞增多	—
332	乙酸乙烯酯	Vinyl acetate	108-05-4	—	10	15	上呼吸道、眼和皮肤刺激；中枢神经系统损害	G2B
333	乙酸乙酯	Ethyl acetate	141-78-6	—	200	300	上呼吸道和眼刺激	—
334	乙烯酮	Ketene	463-51-4	—	0.8	2.5	上呼吸道刺激；肺水肿	—
335	乙酰甲胺磷	Acephate	30560-19-1	—	0.3	—	胆碱酯酶抑制	皮
336	乙酰水杨酸（阿司匹林）	Acetylsalicylic acid (aspirin)	50-78-2	—	5	—	皮肤和眼刺激	—
337	2-乙氧基乙醇	2-Ethoxyethanol	110-80-5	—	18	36	男性生殖系损害；胚胎/胎儿损害	皮

表 1 (续)

序号	中文名	英文名	化学文摘号 CAS号	OELs mg/m³			临界不良健康效应	备注
				MAC	PC-TWA	PC-STEL		
338	2-乙氧基乙基乙酸酯	2-Ethoxyethyl acetate	111-15-9	—	30	—	男性生殖系损害	皮
339	钇及其化合物(按Y计)	Yttrium and compounds (as Y)	7440-65-5(Y)	—	1	—	肺纤维化	—
340	异丙胺	Isopropylamine	75-31-0	—	12	24	上呼吸道刺激;眼损害	—
341	异丙醇	Isopropyl alcohol (IPA)	67-63-0	—	350	700	眼和上呼吸道刺激;中枢神经系统损害	—
342	N-异丙基苯胺	N-Isopropylaniline	768-52-5	—	10	—	高铁血红蛋白血症	皮
343	异稻瘟净	Iprobenfos	26087-47-8	—	2	5	胆碱酯酶抑制	皮
344	异佛尔酮	Isophorone	78-59-1	30	—	—	眼、上呼吸道和皮肤刺激;中枢神经系统损害;全身不适;疲劳	—
345	异佛尔酮二异氰酸酯	Isophorone diisocyanate (IPDI)	4098-71-9	—	0.05	0.1	呼吸系致敏	敏
346	异氰酸甲酯	Methyl isocyanate	624-83-9	—	0.05	0.08	上呼吸道刺激	皮
347	异亚丙基丙酮	Mesityl oxide	141-79-7	—	60	100	眼和上呼吸道刺激;中枢神经系统损害	—
348	铟及其化合物(按In计)	Indium and compounds, as In	7440-74-6(In)	—	0.1	0.3	肺炎,肺水肿;牙蚀症;全身不适	—
349	茚	Indene	95-13-6	—	50	—	肝、肾损害;上呼吸道刺激	—
350	莠去津	Atrazine	1912-24-9	—	2.0	—	血液、生殖和发育损害	—
351	正丙醇	n-Propyl alcohol	71-23-8	—	200	300	上呼吸道和眼刺激;中枢神经系统抑制	—
352	正丁胺	n-Butylamine	109-73-9	15	—	—	头痛;上呼吸道和眼刺激	皮
353	正丁醇	n-Butyl alcohol	71-36-3	—	100	—	眼和上呼吸道刺激;中枢神经系统抑制	—
354	正丁基硫醇	n-Butyl mercaptan	109-79-5	—	2	—	上呼吸道刺激	—
355	正丁基缩水甘油醚	n-Butyl glycidyl ether	2426-08-6	—	60	—	睾丸损害	—
356	正丁醛	n-Butylaldehyde	123-72-8	—	5	10	眼及呼吸道刺激;麻醉;变态反应	—

表 1（续）

序号	中文名	英文名	化学文摘号 CAS号	OELs mg/m³			临界不良健康效应	备注
				MAC	PC-TWA	PC-STEL		
357	正庚烷	*n*-Heptane	142-82-5	—	500	1 000	中枢神经系统损害；上呼吸道刺激	—
358	正己烷	*n*-Hexane	110-54-3	—	100	180	周围神经系统损害；上呼吸道和眼刺激	皮

注1：表1和表2的备注中有关（皮）、（敏）及（G1）、（G2A）、（G2B）的说明详见附录A中的A.4、A.5 及 A.6。

注2：TEQ:Toxic Equivalent Quantity,国际毒性当量。由于环境中的二噁英类物质主要以混合物的形式存在,在对二噁英类进行评价时,通常将各同类物折算成相当于 2,3,7,8-TCDD 的量来表示,称为毒性当量。

4.2 工作场所空气中粉尘的职业接触限值

工作场所空气中粉尘的职业接触限值见表2。

表 2 工作场所空气中粉尘职业接触限值

序号	中文名	英文名	化学文摘号 CAS号	PC-TWA mg/m³ 总尘	PC-TWA mg/m³ 呼尘	临界不良健康效应	备注
1	白云石粉尘	Dolomite dust	—	8	4	尘肺病	—
2	玻璃钢粉尘	Fiberglass reinforced plastic dust	—	3		尘肺病；呼吸道，皮肤刺激	—
3	茶尘	Tea dust	—	3		哮喘	—
4	沉淀 SiO_2（白炭黑）	Precipitated silica dust	112926-00-8	5		上呼吸道及皮肤刺激	—
5	大理石粉尘（碳酸钙）	Marble dust	(1317-65-3)	8	4	眼、皮肤刺激；尘肺病	—
6	电焊烟尘	Welding fume	—	4		电焊工尘肺	G2B
7	二氧化钛粉尘	Titanium dioxide dust	13463-67-7	8		下呼吸道刺激	G2B
8	沸石粉尘	Zeolite dust	—	5		尘肺病；肺癌	G1
9	酚醛树脂粉尘	Phenolic aldehyde resin dust	—	6		上呼吸道刺激	—
10	工业酶混合尘	Industrial enzyme-containing dust	—	2		皮肤、眼、上呼吸道刺激	敏
11	谷物粉尘（游离 SiO_2 含量<10%）	Grain dust(free SiO_2<10%)	—	4		上呼吸道刺激；尘肺；过敏性哮喘	敏
12	硅灰石粉尘	Wollastonite dust	13983-17-0	5		—	—
13	硅藻土粉尘（游离 SiO_2 含量<10%）	Diatomite dust(free SiO_2<10%)	61790-53-2	6		尘肺病	—
14	过氯酸铵粉尘	Ammonium Perchlorate	7790-98-9	8		肺间质纤维化	—
15	滑石粉尘（游离 SiO_2 含量<10%）	Talc dust (free SiO_2 <10%)	14807-96-6	3	1	滑石尘肺	—
16	活性炭粉尘	Active carbon dust	64365-11-3	5		尘肺病	—
17	聚丙烯粉尘	Polypropylene dust	—	5		—	—
18	聚丙烯腈纤维粉尘	Polyacrylonitrile fiber dust	—	2		肺通气功能损伤	—

表2（续）

序号	中文名	英文名	化学文摘号 CAS号	PC-TWA mg/m³ 总尘	PC-TWA mg/m³ 呼尘	临界不良健康效应	备注
19	聚氯乙烯粉尘	Polyvinyl chloride (PVC) dust	9002-86-2	5	—	下呼吸道刺激；肺功能改变	—
20	聚乙烯粉尘	Polyethylene dust	9002-88-4	5	—	呼吸道刺激	—
21	铝尘 铝金属、铝合金粉尘 氧化铝粉尘	Aluminum dust: Metal & alloys dust Aluminium oxide dust	7429-90-5	3 4	— —	铝尘肺；眼损害；黏膜、皮肤刺激	—
22	麻尘 （游离SiO₂含量<10%） 亚麻 黄麻 苎麻	Flax, jute and ramie dust (free SiO₂<10%) Flax Jute Ramie	— — —	1.5 2 3	— — —	棉尘病	— — —
23	煤尘（游离SiO₂含量<10%）	Coal dust(free SiO₂<10%)	—	4	2.5	煤工尘肺	—
24	棉尘	Cotton dust	—	1	—	棉尘病	—
25	木粉尘（硬）	Wood dust	—	3	—	皮炎、鼻炎、结膜炎；哮喘、外源性过敏性肺炎；鼻咽癌等	G1;敏
26	凝聚SiO₂粉尘	Condensed silica dust	—	1.5	0.5	—	—
27	膨润土粉尘	Bentonite dust	1302-78-9	6	—	鼻、喉、肺、眼刺激；支气管哮喘	—
28	皮毛粉尘	Fur dust	—	8	—	过敏性肺泡炎；支气管哮喘	敏
29	人造矿物纤维绝热棉粉尘（玻璃棉、矿渣棉、岩棉）	Man-made mineral fiber insulation wools (Glass wool, Slag wool, Rock wool)	—	1 f/mL	—	质量浓度：皮肤和眼刺激；纤维浓度：呼吸道不良健康效应	—
30	桑蚕丝尘	Mulberry silk dust	—	8	—	眼和上呼吸道刺激；肺功能损伤	—
31	砂轮磨尘	Grinding wheel dust	—	8	—	轻微致肺纤维化作用	—
32	石膏粉尘	Gypsum dust	10101-41-4	8	—	上呼吸道、眼和皮肤刺激；肺炎等	—

表2（续）

序号	中文名	英文名	化学文摘号 CAS号	PC-TWA mg/m³		临界不良健康效应	备注
				总尘	呼尘		
33	石灰石粉尘	Limestone dust	1317-65-3	8	4	眼、皮肤刺激;尘肺	—
34	石棉(石棉含量>10%) 粉尘 纤维	Asbestos(Asbestos>10%) dust Asbestos fibre	1332-21-4	0.8 0.8 f/mL	— —	石棉肺、肺癌、间皮瘤	G1
35	石墨粉尘	Graphite dust	7782-42-5	4	2	石墨尘肺	—
36	水泥粉尘(游离 SiO$_2$ 含量<10%)	Cement dust (free SiO$_2$ <10%)	—	4	1.5	水泥尘肺	—
37	炭黑粉尘	Carbon black dust	1333-86-4	4	—	炭黑尘肺	G2B
38	碳化硅粉尘	Silicon carbide dust	409-21-2	8	4	尘肺病;上呼吸道刺激	—
39	碳纤维粉尘	Carbon fiber dust	—	3	—	上呼吸道、眼及皮肤刺激	—
40	矽尘 10%≤游离 SiO$_2$ 含量≤50% 50%<游离 SiO$_2$ 含量≤80% 游离 SiO$_2$ 含量>80%	Silica dust 10%≤free SiO$_2$≤50% 50%<free SiO$_2$≤80% free SiO$_2$>80%	14808-60-7	1 0.7 0.5	0.7 0.3 0.2	矽肺	G1(结晶型)
41	稀土粉尘(游离 SiO$_2$ 含量<10%)	Rare-earth dust (free SiO$_2$ <10%)	—	2.5	—	稀土尘肺;皮肤刺激	—
42	洗衣粉混合尘	Detergent mixed dust	—	1	—	皮肤、眼和上呼吸道刺激;致敏	敏
43	烟草尘	Tobacco dust	—	2	—	鼻咽炎;肺损伤	—
44	萤石混合性粉尘	Fluorspar mixed dust	—	1	0.7	矽肺	—
45	云母粉尘	Mica dust	12001-26-2	2	1.5	云母尘肺	—
46	珍珠岩粉尘	Perlite dust	93763-70-3	8	4	眼、皮肤、上呼吸道刺激	—
47	蛭石粉尘	Vermiculite dust	—	3	—	眼、上呼吸道刺激	—
48	重晶石粉尘	Barite dust	7727-43-7	5	—	眼刺激;尘肺	—

表 2（续）

序号	中文名	英文名	化学文摘号 CAS号	PC-TWA mg/m³		临界不良健康效应	备注
				总尘	呼尘		
49	其他粉尘[a]	Particles not otherwise regulated	—	8	—	—	—

表中未列出的各种粉尘（石棉纤维尘除外），凡游离SiO₂等于或高于10%者，均按矽尘职业接触限值对待。

[a] 指游离SiO₂低于10%，不含石棉和有毒物质，而未制定职业接触限值的粉尘。

4.3 工作场所空气中生物因素的职业接触限值

工作场所空气中生物因素的职业接触限值见表3。

表 3 工作场所空气中生物因素职业接触限值

序号	中文名	英文名	化学文摘号 CAS号	OELs			临界不良健康效应	备注
				MAC	PC-TWA	PC-STEL		
1	白僵蚕孢子	Beauveria bassiana	—	6×10⁷ 孢子数/m³	—	—	—	—
2	枯草杆菌蛋白酶	Subtilisins	1395-21-7; 9014-01-1	—	15 ng/m³	30 ng/m³	—	敏
3	工业酶	Industrial enzyme	—	—	1.5 μg/m³	3 μg/m³	肺功能下降	敏

4.4 生物监测指标和职业接触生物限值

生物监测指标和职业接触生物限值见表4。

表4 生物监测指标和职业接触生物限值

序号	接触的化学有害因素		生物监测指标		职业接触生物限值	采样时间
	中文名	英文名	中文名	英文名		
1	苯	Benzene	尿中苯巯基酸	S-phenylmercapturic acid in urine (S-PMA)	47 μmol/mol Cr(100 μg/g Cr)	工作班后
			尿中反-反式粘糠酸	t,t-muconic acid (tt-MA) in Urine	2.4 mmol/mol Cr(3.0 mg/g Cr)	工作班后
2	苯乙烯	Styrene	尿中苯乙醇酸加苯乙醛酸	Mandelic acid plus phenylglyoxylic acid in urine	295 mmol/mol Cr(400 mg/g Cr)	工作班末
					120 mmol/mol Cr(160 mg/g Cr)	下一工作班前
3	丙酮	Acetone	尿中丙酮	Acetone in urine	50 mg/L	工作班末
4	草甘膦	Glyphosate	尿中草甘膦	Glyphosate in urine	0.6 mg/L	工作班末
5	1,3-丁二烯	1,3-Butadiene	尿中1,2-双羟基-4-(N-乙酰半胱胺酸)丁烷	1,2-bis-hydroxy-4-(N-acetylcysteine)butane(DHBMA)in urine	2.9 mg/g Cr	工作班末
6	二甲苯	Xylene	尿中甲基马尿酸	Methylhippuric acids in urine	0.3 g/g Cr 或 0.4 g/L	工作班末
7	N,N-二甲基甲酰胺	N,N-Dimethylformamide	血中N-甲基氨甲酰血红蛋白加合物(NMHb)	N-methylcarbyl hemoglobin adduct in urine	135 nmol/g Hb	持续接触4个月后任意时间
8	N,N-二甲基乙酰胺	N,N-Dimethylacetamide	尿中N-甲基乙酰胺	N-Methylacetamide in urine	20.0 mg/g Cr	工作周末的班末
9	二氯甲烷	Dichloromethane	尿中二氯甲烷	Dichloromethane in urine	0.3 mg/L	工作班末
10	二硫化碳	Carbon disulfide	尿中2-硫代噻唑烷-4-羧酸	2-Thiothiazolidine-4-carboxylic acid (TTCA) in urine	1.5 mmol/ mol Cr (2.2 mg/g Cr)	工作班末或接触末
11	酚	Phenol	尿中总酚	Total phenol in urine	150 mmol/mol Cr(125 mg/g Cr)	工作周末的班末
12	氟及其无机化合物	Fluorides and its inorganic compounds	尿中氟	Fluorides in urine	42 mmol/mol Cr(7 mg/g Cr)	工作班后
					24 mmol/mol Cr(4 mg/g Cr)	工作班前
13	镉及其无机化合物	Cadmium and inorganic compounds	尿中镉	Cadmium in urine	5 μmol/mol Cr(5 μg/g Cr)	不做严格规定
			血中镉	Cadmium in blood	45 nmol/L(5 μg/L)	不做严格规定

表 4（续）

序号	接触的化学有害因素		生物监测指标		职业接触生物限值	采样时间
	中文名	英文名	中文名	英文名		
14	汞及其无机化合物	Mercury and inorganic compounds	尿中总汞	Total inorganic mercury in urine	20 μmol/mol Cr(35 μg/g Cr)	接触 6 个月后工作班前
15	甲苯	Toluene	尿中马尿酸	Hippuric acid in urine	1 mol/mol Cr(1.5 g/g Cr)	工作班末（停止接触后）
					11 mmol/L(2.0 g/L)	
			终末呼出气甲苯	Toluene in End-Exhaled Air	20 mg/m³	工作班末（停止接触后 15 min~30 min）
					5 mg/m³	工作班前
16	甲苯二异氰酸酯	toluene diisocyanate, TDI	尿中甲苯二胺	Toluenediamine(2,4-TDA) in urine	1 μmol/mol Cr	工作班末
17	可溶性铬盐	Soluble Chromate	尿中总铬	Total Chromium in urine	65 μmol/mol Cr(30 μg/g Cr)	接触一个月后工作周末的班末
18	铅及其化合物	Lead and compounds	血中铅	Lead in blood	2.0 μmol/L(400 μg/L)	接触三周后的任意时间
19	三氯乙烯	Trichloroethylene	尿中三氯乙酸	Trichloroacetic acid in urine	0.3 mmol/L(50 mg/L)	工作周末的班末
20	三硝基甲苯	Trinitrotoluene	血中 4-氨基-2,6-二硝基甲苯-血红蛋白加合物	Hemoglobin Adducts of 4-Amino-2,6-Dinitrotoluene in Blood	200 ng/g Hb	接触 4 个月后任意时间
21	四氯乙烯	Tetrachloroethylene	血中四氯乙烯	Tetrachloroethylene in blood	0.3 mg/L	工作周末的班前
22	锑及其化合物	Antimony and its compounds	尿中锑	Antimony in urine	85 μg/L	工作班末
23	五氯酚	Pentachlorophenol	尿中总五氯酚	Total pentachlorophenol in urine	0.64 mmol/mol Cr(1.5 mg/g Cr)	工作周末的班末
24	1-溴丙烷	1-Bromopropane	尿中 1-溴丙烷	1-Bromopropane in urine	20 μg/L	工作班后
25	一氧化碳	Carbon monoxide	血中碳氧血红蛋白	Carboxyhemoglobin in blood	5% HbCO	工作班末

表 4 (续)

序号	接触的化学有害因素		生物监测指标		职业接触生物限值	采样时间
	中文名	英文名	中文名	英文名		
26	乙苯	Ethyl benzene	尿中苯乙醇酸加苯乙醛酸	Mandelic acid and phenylglyoxylic acid(MA and PGA)in urine	0.8 g/g Cr	工作班末
27	有机磷酸酯类农药	Organophosphate insecticides	全血胆碱酯酶活性(校正值)	cholinesterase activity of Whole blood (correction value)	原基础值或参考值的 70%	开始接触后 3 个月内,任意时间
					原基础值或参考值的 50%	持续接触 3 个月后,任意时间
28	正己烷	n-Hexane	尿中 2,5-己二酮	2,5-Hexanedione in urine	35.0 μmol/L(4.0 mg/L)	工作班后

注: Cr,肌酐英文名称 Creatinine 的缩写。

5 监测检测原则要求

5.1 工作场所空气中有害物质的采样按 GBZ 159 执行。

5.2 工作场所空气中化学有害因素和粉尘的检测按 GBZ/T 160、GBZ/T 300 和 GBZ/T 192 执行。若无相应的检测方法,可参考国内、外公认的检测方法,但应纳入质量控制程序。

5.3 对分别制定有总粉尘和呼吸性粉尘容许浓度的粉尘,应优先选择测定呼吸性粉尘的接触浓度。

5.4 与 BELs 相配套的生物材料中有害物质及其代谢物或效应指标的测定按照 GBZ/T 295 执行。

6 工作场所化学有害因素职业接触控制原则及要求

6.1 化学有害因素控制的优先原则

6.1.1 对工作场所化学有害因素接触的控制,应根据工作场所职业病危害实际情况,按照 GBZ 1 的要求采取综合控制措施。

6.1.2 消除替代原则。优先采用有利于保护劳动者健康的新技术、新工艺、新材料、新设备,用无害替代有害、低毒危害替代高毒危害的工艺、技术和材料,从源头控制劳动者接触化学有害因素。

6.1.3 工程控制原则。对生产工艺、技术和原辅材料达不到卫生学要求的,应根据生产工艺和化学有害因素的特性,采取相应的防尘、防毒、通风等工程控制措施,使劳动者的接触或活动的工作场所化学有害因素的浓度符合卫生要求。

6.1.4 管理控制原则。通过制定并实施管理性的控制措施,控制劳动者接触化学有害因素的程度,降低危害的健康影响。

6.1.5 个体防护原则。当所采取的控制措施仍不能实现对接触的有效控制时,应联合使用其他控制措施和适当的个体防护用品;个体防护用品通常在其他控制措施不能理想实现控制目标时使用。

6.1.6 在评估预防控制措施的合理性、可行性时,还应综合考虑职业病危害的种类以及为减少风险而需要付出的成本。

6.2 职业接触控制要点

6.2.1 在制定职业接触控制措施时应充分考虑所有可能发生接触的途径,包括经呼吸道吸入、皮肤吸收和经口摄入。

6.2.2 采取的控制措施应具有针对性,能有效防止该有害因素可能引起的健康危害。

6.2.3 应选择最有效和最可靠的控制措施,避免有害因素的泄漏或尽可能使其播散最小化。

6.2.4 应定期检查和评估所有控制措施的相关要素,并保持其持续有效。

6.2.5 应将工作中可能产生的化学有害因素以及采取的对应控制措施告知所有相关的劳动者,并对其进行职业病防治知识培训。

6.2.6 应确保所采取的控制措施不会威胁劳动者的健康和生命。

6.3 工作场所化学有害因素职业接触控制要求

6.3.1 劳动者接触制定有 MAC 的化学有害因素时,一个工作日内,任何时间、任何工作地点的最高接触浓度(maximum exposure concentration,C_{ME})不得超过其相应的 MAC 值。

6.3.2 劳动者接触同时规定有 PC-TWA 和 PC-STEL 的化学有害因素时,实际测得的当日时间加权平均接触浓度(exposure concentration of time weighted average,C_{TWA})不得超过该因素对应的 PC-TWA 值,同时一个工作日期间任何短时间的接触浓度(exposure concentration of short term,C_{STE})不得超过其对应的 PC-STEL 值。

6.3.3 劳动者接触仅制定有 PC-TWA 但尚未制定 PC-STEL 的化学有害因素时,实际测得的当日 C_{TWA} 不得超过其对应的 PC-TWA 值;同时,劳动者接触水平瞬时超出 PC-TWA 值 3 倍的接触每次不得超过 15 min,一个工作日期间不得超过 4 次,相继间隔不短于 1 h,且在任何情况下都不能超过 PC-TWA 值的 5 倍。

6.3.4 对于尚未制定 OELs 的化学有害因素的控制,原则上应使绝大多数劳动者即使反复接触该因素也不会损害其健康。用人单位可依据现有信息、参考国内外权威机构制定的 OELs,制定供本用人单位使用的卫生标准,并采取有效措施控制劳动者的接触。

6.4 控制措施

劳动者接触化学有害因素的浓度超过行动水平时,用人单位应参照 GBZ/T 225 的要求采取包括防尘、防毒等工程控制措施、工作场所有害因素监测、职业健康监护、职业病危害告知、职业卫生培训等技术及管理控制措施。行动水平不作为确定接触职业病危害作业的劳动者的岗位津贴的依据。

6.5 化学有害因素职业接触水平及其分类控制

6.5.1 按照劳动者实际接触化学有害因素的水平可将劳动者的接触水平分为 5 级,与其对应的推荐的控制措施见表 5。

表 5 职业接触水平及其分类控制

接触等级	等级描述	推荐的控制措施
0(≤1% OEL)	基本无接触	不需采取行动
Ⅰ(>1%,≤10% OEL)	接触极低,根据已有信息无相关效应	一般危害告知,如标签、SDS 等
Ⅱ(>10%,≤50% OEL)	有接触但无明显健康效应	一般危害告知,特殊危害告知,即针对具体因素的危害进行告知
Ⅲ(>50%,≤OEL)	显著接触,需采取行动限制活动	一般危害告知、特殊危害告知、职业卫生监测、职业健康监护、作业管理
Ⅳ(>OEL)	超过 OELs	一般危害告知、特殊危害告知、职业卫生监测、职业健康监护、作业管理、个体防护用品和工程、工艺控制

注:作业管理包括对作业方法、作业时间等制定作业标准,使其标准化;改善作业方法;对作业人员进行指导培训以及改善作业条件或工作场所环境等。

6.5.2 工作场所化学物的职业病危害作业分级管理见 GBZ/T 229.2。

7 正确使用本部分的说明

正确使用本部分的说明见附录 A。

附　录　A
（规范性附录）
正确使用本部分的说明

A.1　制定工作场所化学有害因素职业接触限值的目的

A.1.1　职业接触限值是职业性有害因素的接触限制量值。制定工作场所化学有害因素职业接触限值的目的是指导用人单位采取预防控制措施，避免劳动者在职业活动过程中因过度接触化学有害因素而导致不良健康效应。

A.1.2　工作场所化学有害因素职业接触限值是用人单位评价工作场所卫生状况、劳动者接触化学有害因素程度以及防护措施控制效果的重要技术依据，是实施职业健康风险评估、风险管理及风险交流的重要工具，也可作为设定工作场所职业病危害报警值的参考值。

A.1.3　工作场所化学有害因素职业接触限值也是职业卫生监督管理部门实施职业卫生监督检查、职业卫生技术服务机构开展职业健康风险评估以及职业病危害评价的重要技术依据。

A.2　不同类型职业接触限值的正确运用

A.2.1　在评价工作场所职业卫生状况或劳动者个人接触水平时，应正确运用 PC-TWA、PC-STEL 或 MAC，并按照有关标准的规定进行空气采样、监测。

A.2.2　PC-TWA 是评价劳动者接触水平和工作场所职业卫生状况的主要指标。职业病危害控制效果评价、定期的职业病危害评价、系统接触评估，或因生产工艺、原材料、设备等发生改变需要对工作场所职业病危害程度重新进行评估时，尤应着重进行 TWA 的检测、评价。

A.2.2.1　个体检测是测定 TWA 的比较理想的方法，能较好地反映劳动者个体实际接触水平和工作场所卫生状况，是评价化学有害因素职业接触的主要检测方法。

A.2.2.2　定点检测也是测定 TWA 的一种方法，主要反映工作场所空气中化学有害因素的浓度，也反映劳动者的个体接触水平。应用定点检测方法测定 TWA 时，应采集一个工作日内某一工作地点、各时段的样品，按各时段的持续接触时间与其测得的相应浓度乘积之和除以 8，得出一个工作日的接触化学有害因素的时间加权平均接触浓度（C_{TWA}）。可按公式（A.1）计算。

$$C_{TWA} = \frac{C_1 T_1 + C_2 T_2 + \ldots\ldots + C_n T_n}{8} \quad\cdots\cdots\cdots\cdots\cdots\cdots\cdots（A.1）$$

式中：

C_{TWA}　　　——8 h 时间加权平均接触浓度，单位为毫克每立方米（mg/m³）；

8　　　　　——一个工作日的标准工作时间，单位为小时（h）；工作时间＞1 h 但＜8 h 者，原则上仍以 8 h 计；

$C_1, C_2 \cdots\cdots C_n$　——$T_1, T_2 \cdots\cdots T_n$ 时间段测得的相应空气中化学有害因素的浓度；

$T_1, T_2 \cdots\cdots T_n$　——$C_1, C_2 \cdots\cdots C_n$ 浓度下劳动者相应接触的时间。

示例1：

乙酸乙酯的 PC-TWA 为 200 mg/m³，劳动者接触状况为：400 mg/m³，接触 3 h；60 mg/m³，接触 2 h；120 mg/m³，接触 3 h。代入上述公式：

C_{TWA}＝（400 mg/m³×3 h＋60 mg/m³×2 h＋120 mg/m³×3 h）/8＝210 mg/m³，＞200 mg/m³，超过该物质的 PC-TWA。

示例 2：

同样是乙酸乙酯,若劳动者接触状况为:300 mg/m³,接触 2 h;200 mg/m³,接触 2 h;180 mg/m³,接触 2 h;不接触, 2 h。代入上述公式:

C_{TWA}=(300 mg/m³×2 h+200 mg/m³×2 h+180 mg/m³×2 h+0 mg/m³×2 h)/8=170 mg/m³,＜200 mg/m³, 则未超过该物质的 PC-TWA。

A.2.3 劳动者在不同时间段接触化学有害因素的 TWA 水平在 PC-TWA 值上下波动,这种波动因物质的不同容许波动的范围而有所不同。为限制劳动者在一个工作日内短时间过高浓度的接触,保护劳动者即使短时间接触这些因素也不会发生急性毒性作用,对化学有害因素制定了相应的 PC-STEL。

A.2.3.1 小于或等于 PC-STEL 的短时间持续接触不会导致刺激,慢性或不可逆性组织损伤,依赖剂量-率的毒性效应,以及麻醉程度足以导致事故率升高、损害自救能力或大幅降低工作效率。

A.2.3.2 PC-STEL 主要用于以慢性毒性作用为主但同时具有急性毒性作用的化学物质,是与 PC-TWA 相配套的短时间接触限值,可视为对 PC-TWA 的补充。在对制定有 PC-STEL 的化学有害因素进行评价时,应同时使用 PC-TWA 和 PC-STEL 两种类型的限值。即使一个工作日内的 C_{TWA} 符合卫生要求,C_{STE} 也不应超过其对应的 PC-STEL 值,且在 PC-TWA 值以上至 PC-STEL 之间的接触不应超过 15 min,每个工作日接触该种水平的次数不应超过 4 次,相继接触的间隔时间不应短于 60 min。

如果实际测得的当日 C_{TWA} 已经超过 PC-TWA,则没必要使用 PC-STEL 防止这些效应。

A.2.3.3 在对制定有 PC-STEL 的化学物质进行监测和评价时,应通过现场卫生学调查了解浓度波动情况,在浓度最高的时段按采样规范和标准检测方法进行采样和检测。

A.2.4 一次大量接触有害物质可能增加某些疾病的风险,仅依靠长时间平均接触的监测数据,可能会掩盖峰的漂移值,为了控制这种健康效应,对于具有 PC-TWA 但尚未制定 PC-STEL 的化学有害因素,使用峰接触浓度控制短时间的最大接触,目的是防止在一个工作日内在 PC-TWA 若干倍时的瞬时高水平接触导致的快速发生的急性不良健康效应。

A.2.4.1 峰接触浓度与 PC-STEL 相似,都反映 15 min 的接触。对于那些制定有 PC-TWA 但尚未制定 PC-STEL 的化学有害因素,劳动者当日的 C_{TWA} 水平应控制在 PC-TWA 范围以内,同时,一个工作日内任何在 PC-TWA 水平以上的短时间接触都应当符合峰接触浓度的控制要求。

A.2.4.2 良好的设计和工业卫生措施可以确保工艺过程控制在可接受范围之内。变异程度过大,意味工艺没有得到很好的控制,应采取措施重新加以控制。控制较高水平的接触旨在鼓励尽可能减少工艺中的变异,以确保劳动者得到相应的保护。

A.2.4.3 对峰接触浓度须应用本部分作出评价,但当可以运用 PC-STEL 或 MAC 时,则优先使用 PC-STEL 或 MAC。

A.2.4.4 峰接触浓度检测对应短时间接触浓度。

A.2.5 MAC 是针对那些具有明显刺激、窒息或中枢神经系统抑制作用,可导致严重急性健康损害的化学物质而制定的在任何情况下都不容许超过的最高容许接触限值。一般情况下,设有 MAC 的化学物质均无 PC-TWA 或 PC-STEL。

在对规定有 MAC 的化学物质进行监测和评价时,应在了解生产工艺过程的基础上,根据不同工种和工作地点采集能够代表最高瞬间浓度的空气样品进行检测。

A.2.6 职业接触限值的计算单位以毫克每立方米(mg/m³)表示,与 ppm 的换算按式(A.2)进行。

$$C = \frac{ppm \times MW}{24.05} \quad \text{..............................} \quad (A.2)$$

式中:

C ——毫克每立方米(mg/m³);

GBZ 2.1—2019

ppm ——百万分比浓度；

MW ——测定物质的分子量；

24.05 ——20 ℃,101.3 kPa 下 1 mol 气体的体积。

A.3 混合接触的控制

A.3.1 大多数物质的 OELs 是针对单一化合物或含有一个共同元素或根的物质制定的,也有少数的 OELs 涉及到复杂的混合物或化合物。实际上,劳动者经常在一个工作班的工作中使用含有若干种物质的混合材料或在工作中同时或先后使用某种物质而接触两种或两种以上的混合物。对于同时接触两种或两种以上化学物质时,应科学评估混合接触的健康影响。

A.3.2 对所有类型的混合接触的评估,都需要先对劳动者接触的每一种化学有害因素进行评估,以确保每一种因素都能遵守相应的 OELs,对每种因素的接触都有足够的控制,再根据毒理学资料确定相互作用的类型,基于相互作用类型对混合接触进行评价。

A.3.2.1 当工作场所存在两种或两种以上化学有害因素时,若缺乏联合作用的毒理学资料,应分别测定各化学有害因素的浓度,按公式(A.3)计算每个因素的接触限值比值,并按各个因素对应的 OELs 进行评价。

$$\frac{C_1}{\text{PC-TWA}_1} \leqslant 1; \frac{C_2}{\text{PC-TWA}_2} \leqslant 1; \frac{C_n}{\text{PC-TWA}_n} \leqslant 1 \quad\cdots\cdots (\text{A.3})$$

式中:

$C_1, C_2 \cdots\cdots C_n$ ——所测得的各化学有害因素的浓度；

$\text{PC-TWA}_1, \text{PC-TWA}_2 \cdots\cdots \text{PC-TWA}_n$ ——各化学有害因素对应的容许浓度限值。

据此计算出的接触限值比值≤1 时,表示该物质的接触水平未超过接触限值,符合卫生要求；反之,当接触限值比值>1 时,表示该物质的接触水平已超过接触限值,不符合卫生要求。

A.3.2.2 当两种或两种以上有毒物质共同作用于同一器官、系统或具有相似的毒性作用,或已知这些物质可产生相加作用时,应按公式(A.4)计算混合接触比值(I)。当 $I \leqslant 1$ 时,表示未超过 OELs,符合卫生要求；反之,当 $I > 1$ 时,表示超过 OELs,则不符合卫生要求。

$$I = \frac{C_1}{\text{PC-TWA}_1} + \frac{C_2}{\text{PC-TWA}_2} + \cdots\cdots \frac{C_n}{\text{PC-TWA}_n} \cdots\cdots \leqslant 1 \quad\cdots\cdots (\text{A.4})$$

式中:

$C_1, C_2 \cdots\cdots C_n$ ——所测得的各化学物质的浓度；

$\text{PC-TWA}_1, \text{PC-TWA}_2 \cdots\cdots \text{PC-TWA}_n$ ——各化学物质对应的容许浓度限值。

示例:

实际测得的某工作场所化学有害因素 C_{TWA} 如下:丙酮 120 mg/m³,环己酮 10 mg/m³,甲乙酮 100 mg/m³;测定的 C_{STE} 如下:丙酮 225 mg/m³,甲乙酮 400 mg/m³。丙酮的 PC-TWA、PC-STEL 分别为 300 mg/m³ 和 450 mg/m³;环己酮的 PC-TWA 为 50 mg/m³;甲乙酮的 PC-TWA 和 PC-STEL 分别为 300 mg/m³、600 mg/m³。对其混合接触进行评价。

三种物质的临界不良健康效应均为上呼吸道刺激,可视为相加作用;丙酮还有中枢神经系统损害。评价结果如下:

$I_{\text{TWA}} = 120/300 + 10/50 + 100/300 = 0.4 + 0.2 + 0.33 = 0.93$;

$I_{\text{STE}} = 225/450 + 0 + 400/600 = 0.5 + 0 + 0.67 = 1.17$。

8 h 混合接触比值<1,没有超过 OELs;短时间混合接触比值>1,超出 OELs。

A.3.2.3 当工作场所中存在两种或两种以上化学物质并具有公认的协同作用和增强作用时,应采取更严格的控制措施。

A.3.3 应尽可能避免在接触的混合物中含有标注为"癌"和"敏"的化学物,对这些物质应采取可行措施控制其接触。

114

A.4 经皮吸收

A.4.1 制定 OELs 的前提是假定劳动者的接触途径主要为吸入接触。但是,许多化学物质除通过吸入接触外,还可通过皮肤、黏膜和眼睛直接接触蒸气、液体和固体,经完整的皮肤吸收而引起全身效应。对这些化学物质标注"皮"的标识(如有机磷酸酯类化合物,芳香胺,苯的硝基、氨基化合物等),旨在提示即使该化学有害因素的空气浓度≤PC-TWA 值,劳动者接触这些物质仍有可能通过皮肤接触而引起过量的接触。患有皮肤病或皮肤破损时可明显影响皮肤吸收。

A.4.2 对于那些标有"皮"的标识且 OELs 较低的物质,在接触高浓度,特别是在皮肤大面积、长时间接触的情况下,需采取特殊的预防措施以避免或减少皮肤的直接接触。当难以准确定量其接触程度时,也必需采取措施预防皮肤的大量吸收。

A.4.3 对化学物质标注"皮"时,并未考虑该化学物质引起的刺激和致敏作用,对那些可引起刺激或腐蚀效应但没有全身毒性的化学物质原则上不标注"皮"的标识。

A.5 致敏作用

A.5.1 对化学物质标注"敏"的标识,是指已有的人或动物资料证实该物质可能具有致敏作用,但并不表示确定该物质 PC-TWA 值大小依据的临界不良健康效应是致敏作用,也不表示致敏作用是制定其 PC-TWA 值的唯一依据。未标注"敏"标识的物质并不表示该物质没有致敏能力,只反映目前尚缺乏科学证据或尚未定论。

A.5.2 对化学物质标注"敏"的标识,旨在保护劳动者避免诱发致敏效应,但不保护那些已经致敏的劳动者。使用"敏"的标识不能明显区分所致敏的器官系统。

A.5.3 避免接触致敏物及其结构类似物,可减少个体过敏反应的发生。接触致敏物,即使浓度很低,易感个体也可能产生疾病症状,对某些敏感的个体,防止其特异性免疫反应的唯一方法是完全避免接触致敏物及其结构类似物,应通过工程控制措施和个人防护用品有效地减少或消除接触。

A.5.4 只有很少的人会因为接触而产生致敏,应通过上岗前职业健康检查筛检出易感人群。对工作中接触已知致敏物的劳动者,应进行教育和培训(如检查潜在的健康效应、安全操作规程及应急知识)。应定期进行职业健康监护,尽早发现特异易感者,并及时调离接触。

A.6 致癌作用

A.6.1 致癌性标识按国际癌症组织(IARC)分级,并作为参考性资料。化学物质的致癌性证据来自于流行病学、毒理学和机理研究。IARC 根据化学物对人致癌性的证据,将潜在化学致癌性物质分类为:对人致癌(G1)、对人可能致癌(G2A)、对人可疑致癌(G2B)、尚不能分类为对人致癌(G3)和可能对人无致癌性(G4)。根据实际情况,本部分采纳 IARC 的致癌性分级标识 G1、G2A、G2B 并在备注栏内分别标注,作为职业病危害预防控制的参考。

A.6.2 对于标有致癌性标识以及有可能损伤基因的化学物质,应采取最先进的技术措施与个人防护,以减少接触机会,尽可能保持最低的接触水平。

A.7 不同工时制度职业接触的评价

A.7.1 工作场所化学有害因素 OELs 是基于标准工时制度(每天工作 8 h、每周 40 h 工作制)制定的。对于以周为周期综合计算工作时间的工时制度的职业接触宜以周评价为主;对以月、季、年为周期综合计算工作时间的工时制度的职业接触宜以日评价为主。

A.7.2 对于每日接触时间超过 1 h 但不足 8 h 或每周工作时间不足 40 h 的,以 8 h 或 40 h TWA 进行评价。对于每日接触时间不足 1 h 的,可根据作业的实际情况和化学物质的特性参照该物质的 MAC 或 PC-STEL 进行评价。

A.7.3 当每日工作时间超过 8 h 或每周工作时间超过 40 h 时,由于长时间工作可能会导致有害物质的吸收增加,恢复时间减少而导致代谢不完全,甚至使体内有害物质累积而可能引起不良健康效应。因此,对工作时间超过标准工时制的,应根据工作时间的延长和恢复时间的减少调整长时间工作的 PC-TWA 值。实际应用时可参考 Brief 和 Scala 模型。

长时间工作 OEL＝标准限值×折减因子(Reduction Factor,RF)。应根据不同情况,使用相应公式计算 RF。

A.7.3.1 如每天工作超过 8 h,可应用公式(A.5)进行日接触调整:

$$RF = \frac{8}{h} \times \frac{24-h}{16} \quad\quad\quad\quad\quad\quad\quad\quad\quad\quad (A.5)$$

式中:

h——每天实际工作时间,单位为小时(h)。

A.7.3.2 如每周工作超过 5 d 和超过 40 h 时,可应用公式(A.6)进行周接触调整:

$$RF = \frac{40}{h} \times \frac{168-h}{128} \quad\quad\quad\quad\quad\quad\quad\quad\quad (A.6)$$

式中:

h——每周实际工作时间,单位为小时(h)。

A.7.4 在对长时间工作的 PC-TWA 值进行调整时,原则上只对规定有 PC-TWA 的物质进行标化,对 MAC 或 PC-STEL、具有刺激性和臭味的物质,以及单纯刺激性、安全或健康风险极低、生物半衰期少于 4 h 或技术上实施困难的物质原则上不进行调整。

A.8 生物监测与职业接触生物限值

A.8.1 生物监测是对接触化学有害因素的劳动者的血液、尿等生物样品中该有害物质的浓度、代谢物浓度,或者是对能够预测、预警且又必须预防的效应及其程度的测定,是评估劳动者接触和健康风险的方法之一,是对通过空气采样进行接触评估的补充。

A.8.1.1 生物监测指标可分为接触指标和效应指标的监测:

——接触指标监测。对接触个体生物样品中化学物质和/或其代谢产物浓度进行的测定,可确定机体吸收的程度,如血铅、尿砷含量的测定;

——效应指标监测。对接触引起的机体生理、生化效应强度进行的测定,如血中胆碱酯酶、血锌原卟啉等的测定。

A.8.1.2 生物样品的采集时间应遵守本部分表 4 所规定的时间。对于非常规工作班制,不建议对 BELs 做任何调整或使用校正因子。

A.8.2 BELs 是为发现和评价劳动者潜在健康危害而制定的参考指南值。理论上,BELs 更能反映劳动者接触化学有害因素的吸收剂量,是与所接触的化学有害因素相关的生物指标参考值。

A.8.2.1 大多数 BELs 是基于与 OELs 的相关性制定的,一些 BELs(如铅)的制定依据则与不良健康效应的发生有关。

A.8.2.2 在制定 BELs 时考虑了毒物代谢动力学(toxicokinetics)和毒物动力学(toxicodynamic)的信息,有关毒物代谢、分布、蓄积、排泄以及效应的知识有助于更有效地使用 BELs。如果劳动者接触时间差别较大,在评价生物接触水平时则应考虑该因素的毒物动力学和毒效学资料。

A.8.2.3 BELs 值既不是安全浓度和危险浓度之间的严格界限,也不是毒性的指标,不能明确区分有害与无害接触,个体样本中测定物的浓度超过 BEL 并不意味健康风险增加。制定了 BEL 并不意味必须要进行生物监测。

A.8.2.4 对于非特异性的职业接触,生物监测结果并不能区分职业接触和非职业接触以及接触水平。BEL 并不用于不良健康效应的测量或职业病的诊断。

A.9 应用 OELs 时需要注意的事项

A.9.1 工作场所化学有害因素 OELs 是基于科学性和可行性制定的工作场所职业病危害控制指南,是健康劳动者在特定时间内容许接触某种浓度的危害物且风险很小的容许剂量,所规定的限值不能理解为"安全"与"不安全"的精确界限。

A.9.1.1 由于在确定工作场所化学有害因素 OELs 时,所依据的健康效应类型因物质不同而异,某些物质 OELs 的确定依据的是明确的健康损害,而有一些物质 OELs 的确定则是依据不适、刺激或中枢神经系统抑制等效应,因此,不能简单地将 2 种不同化学物质的 OELs 作为毒性比较的指标用以判断化学物质的毒性等级。

A.9.1.2 工作场所化学有害因素 OELs 主要用于正常工作条件的职业接触。劳动强度、温热条件、放射线、气压等往往会增强有害物质的健康影响。因此,应用 OELs 时需要注意工作条件的影响。为了尽可能减少非正常条件下任何因素的影响,应适当使用检测、报警和应对措施。

A.9.1.3 对有害物质的易感性因人而异。即使接触水平在容许浓度以下,也有可能出现不适,使当前的健康异常状况进一步恶化或者不能防止职业病发生等情况。因此,在观察到劳动者出现某些健康异常时,不能只以超过 OELs 为理由就作为职业病诊断与鉴定的唯一依据。

A.9.1.4 工作场所化学有害因素 OELs 只适用于职业人群,不适于评估或控制非职业性接触。

A.9.2 生物材料中的化学物或其代谢产物,或生物效应是反映个体可能"吸收"某种化学物的指标之一,通过生物监测可间接反映劳动者接触化学物的量,有助于检测和测量化学物通过呼吸道以及经皮肤或消化道的吸收、评估机体负荷、在缺乏其他接触测量数据时推断既往的接触、检测劳动者的非职业性接触,测试个人防护用品和工程控制效果以及监测作业实施状况。对于通过其他途径(通常经过皮肤)进入机体并有可能造成明显吸收的化学物质尤应运用生物监测。

A.9.2.1 如果对从不同场合获得的劳动者样本的测定结果持续超过其 BELs,或同一工作场所和班组的一组劳动者的样本检测结果绝大多数超过 BELs,应进行职业卫生调查、评估,以寻求测定值过高的合理的解释,并采取相应的行动以减少接触。在可能的条件下,应排除可能存在的、与作业相关的因素,采取措施以减少接触的影响。

A.9.2.2 受个体生活习惯(如生理波动、个体差异、吸烟或饮酒等)、工作条件、工作时间、皮肤吸收、防护用品的使用、接触工作场所以外的有害因素等的影响,生物监测值与工作场所有害因素接触浓度有时并不一定显示很好的相关性。即使劳动者某个具体的生物指标超过了相应的 BEL,也不能不作分析就下结论认定其健康影响是因为过度接触所致。相反,一些敏感个体的生物监测值低于 BEL 时也可能会受到伤害。因此,在应用生物监测结果评价劳动者潜在健康危害时,应综合分析工作场所职业性有害因素接触水平、防护状况以及劳动者个体健康状况,不能仅凭是否超过 BEL 就评价劳动者的不良健康影响或诊断职业病。

A.9.2.3 具体样本的生物测定可能受生物材料变异性的影响,这种变异可由各种因素引起,如摄入液体、高温、过重的体力负荷、用药等可能造成生物材料的浓缩或稀释,从而影响测定结果。

A.9.2.4 由于样品中测定物的浓度容易发生变化,因此不应依赖单一样本的测定结果。管理行动通常不应依据单次独立的测定,而应依据多次采样测定或重复样本的分析。如果有充分理由确信劳动者发生了明显的接触,可以根据一次高浓度的检测结果使劳动者脱离接触。反之,检测结果低于 BEL 并不一定表示没有健康危险。

A.9.2.5 由于诸多原因,空气监测和生物监测的结果可能并不一致,包括但并不限于与工作有关的因素和方法学因素,如:

    a) 劳动者的生理学结构和健康状况,如身体结构、饮食(水和脂肪摄入)、代谢、体液组成、年龄、性别、妊娠、用药以及疾病状况;

    b) 职业接触因素,如工作强度和持续时间、皮肤接触、温度和湿度、同时接触其他化学物以及其他工作习惯;

    c) 非职业接触因素,如社区和家庭空气污染物、水和食物成分、个人卫生、吸烟、饮酒和用药、接触日常用品或因业余爱好或其他工作场所造成化学物质的接触;

    d) 方法学因素,包括样本采集和保存过程中的污染或变质,以及选用的分析方法的偏差;

    e) 与劳动者呼吸带有关的空气监测仪器的位置;

    f) 粒径分布和生物利用度;

    g) 个人防护装置的不同效果。

A.9.3 本部分应在职业卫生专业技术人员指导下使用。

附　录　B

（资料性附录）

新增职业接触限值的主要起草单位及主要起草人

　　本部分汇总增加了近年来研制、修订的 28 种工作场所空气中化学有害因素职业接触限值。其中，化学有害因素 24 种、粉尘 3 种、生物因素 1 种。汇总增加近年来审定通过的 13 种职业接触生物限值。各职业接触限值的检测方法分别见 GBZ/T 160 和 GBZ/T 300 系列。

　　新增工作场所空气中化学有害因素职业接触限值的主要起草单位及主要起草人见表 B.1。

表 B.1　新增工作场所空气中化学有害因素职业接触限值的主要起草单位及主要起草人

序号	立项名称	化学有害因素名称	主要起草单位	主要起草人
1	碲及其化合物职业接触限值	碲及其化合物（不含碲化氢）（按 Te 计）	中国疾病预防控制中心职业卫生与中毒控制所、中国合格评定国家认可中心。	谢广云、吕京、贺锡雯、崔涛。
2	工作场所空气中草甘膦的职业接触限值及测定方法	草甘膦	江苏省疾病预防控制中心、南京医科大学、中国疾病预防控制中心职业卫生与中毒控制所、山东省职业卫生与职业病防治研究院、扬州市疾病预防控制中心、镇江市疾病预防控制中心。	朱宝立、张锋、许建宁、王全凯、曹文东、张红兵、邵华、张志虎、蔡翔、窦建瑞、姜方平、葛琴娟、谢石、钱海洋。
3	工作场所空气中烯丙菊酯职业接触限值	丙烯菊酯	中国疾病预防控制中心职业卫生与中毒控制所、河北联合大学公共卫生学院。	李斌、关维俊、肖经纬、庞淑兰、邢彩虹、王海华、李忠生、孟会林、崔涛、鱼涛、王茜、白玉萍、陈刚。
4	工作场所空气中过氯酸铵粉尘容许浓度	过氯酸铵粉尘	华中科技大学同济医学院公共卫生学院、中国航天科工集团六院四十六所、大连大化集团有限责任公司医院、中国航天科工集团内蒙古航天医院、湖北襄阳新东方化工有限责任公司医院。	彭开良、赵素丽、邵元鹏、赵培枫、吕新民、李艳萍、巫丰宏。
5	工作场所空气中工业酶及测定方法	工业酶混合尘工业酶	复旦大学公共卫生学院、中国疾病预防控制中心职业卫生与中毒控制所、珠海市疾病预防控制中心、河北省卫生监督所、昆山市疾病预防控制中心、诺维信（中国）投资有限公司。	梁友信、雷玲、朱菊一、郑玉新、黄文燕、练海泉、张博、施健、崔军。
6	多溴联苯醚的职业接触限值和测定方法	十溴联苯醚	湖北省疾病预防控制中心、华中科技大学同济医学院公共卫生学院、山东省职业病防治院。	史廷明、闻胜、陈卫红、孙刚涛、刘家发、王景江、陈明、李永刚、邵华、单永乐。
7	二噁英职业接触限值和测定方法	二噁英类化合物	华中科技大学同济医学院公共卫生学院、中国疾病预防控制中心职业卫生与中毒控制所、湖北省疾病预防控制中心、十堰市东风职业病防治中心。	陈卫红、张敏、史廷明、王丽华、祁成、闻胜、翁少凡。

表 B.1（续）

序号	立项名称	化学有害因素名称	主要起草单位	主要起草人
8	甲硅烷的职业接触限值及测定方法	四氢化硅	湖北省疾病预防控制中心、华中科技大学同济医学院公共卫生学院、武汉市职业病防治院。	史廷明、夏颖、古娜利、陈卫红、邵生文、闻胜、杨晓琳、易桂林。
9	过氧化甲乙酮职业接触限值及测定方法	过氧化甲乙酮	天津市疾病预防控制中心、江苏省疾病预防控制中心。	赵淑岚、刘静、张万超、张明、杨雪莹、李梅莉、张巧耘。
10	工作场所空气中杀鼠灵职业接触限值及测定方法	杀鼠灵（3-(1-丙酮基苄基)-4-羟基香豆素）	中国疾病预防控制中心职业卫生与中毒控制所、江苏省疾病预防控制中心、江苏省宿迁市疾病预防控制中心、江苏省泗阳县疾病预防控制中心。	许建宁、付朝晖、王全凯、刘黎、俞文兰、谢广云、李军延、张恒东、周新亚、姚成宜、何仁伟、丁绪高、张桂平。
11	工作场所空气中三甲基氯化锡职业接触限值及测定方法	三甲基氯化锡	广东省职业病防治院、广东省清远市疾病预防控制中心、广东省清远市清新县疾病预防控制中心、中山大学公共卫生学院、广东省中山市疾病预防控制中心、广东省东莞市常平医院、浙江省医学科学院、广东省医学实验动物中心。	吴邦华、唐小江、杨爱初、黄汉林、康利莎、李南春、张晋昕、王国彬、谢玉璇、赖关朝、林忠宁、葛怡琛、阮小林、睢罡、武昕、戎伟丰、黄明、郑少银、胡建辉、单金华、钱亚玲、任雪峰、李小亮、李来玉。
12	工作场所空气中双酚 A 职业接触限值及测定方法	双酚 A	复旦大学公共卫生学院、巴陵石化公司职业病防治所。	周志俊、任东升、何永华、邬春华、常秀丽、李国宏、谢美意。
13	工作场所空气中溴鼠灵职业接触限值和测定方法	溴鼠灵	中国疾病预防控制中心职业卫生与中毒控制所、河北省疾病预防控制中心、山东省职业卫生与职业病防治研究院、江苏省疾病预防控制中心、江苏省宿迁市疾病预防控制中心。	许建宁、付朝晖、王全凯、俞文兰、张恒东、李建国、邵华、周新亚、谢广云、刘黎。
14	工作场所空气中人造矿物纤维绝热棉（玻璃棉、岩棉、矿渣棉）职业接触限值及检测方法	人造矿物纤维绝热棉粉尘（玻璃棉、矿渣棉、岩棉）	中国疾病预防控制中心职业卫生与中毒控制所、镇江市疾病预防控制中心、江苏省疾病预防控制中心、南京市栖霞区疾病预防控制中心、上海市疾病预防控制中心、北京市疾病预防控制中心、华中科技大学同济医学院公共卫生学院、中国绝热节能材料协会。	李涛、朱晓俊、陈永青、张敏、徐岚、葛琴娟、刘丽萍、张恒东、韩恩龙、韩磊、贾晓东、王如刚、杨磊、张德信、许妍。
15	工作场所空气中二甲氧基甲烷职业接触限值及测定方法	二甲氧基甲烷	深圳市龙岗区疾病预防控制中心、广东省职业病防治院、深圳市疾病预防控制中心、四川省疾病预防控制中心。	林琳、刘渠、张茂棠、李刚、于碧鲲、陈浩、丁鸿、崔鹏、朱志峰、陈伟峰、陈青松、陈卫、杜洪凤。
16	工作场所空气中乙二醇丁醚职业接触限值及其测定方法	2-丁氧基乙醇	天津市疾病预防控制中心、江苏省疾病预防控制中心、兵器工业卫生研究所。	赵淑岚、张健、封琳敏、张万超、刘静、王延让、李小娟、周长美、唐虹、时作龙、赵琼、汪冀。

表 B.1（续）

序号	立项名称	化学有害因素名称	主要起草单位	主要起草人
17	工作场所空气中甲基叔丁基醚职业接触限值及测定方法	甲基叔丁基醚	广东省职业病防治院、广东省深圳市职业病防治院、中国石油化工股份有限公司广州分公司、中国石油化工股份有限公司茂名分公司职业病防治所。	吴邦华、黄汉林、戎伟丰、阮小林、赖关朝、黄珊红、杨爱初、谢玉璇、越飞、吴川、朱燕群、何嘉恒、崔凡、陈慧峰。
18	工作场所空气中1-溴丙烷职业接触限值及检测方法	1-溴丙烷	复旦大学公共卫生学院、无锡市疾病预防控制中心、宜兴市疾病预防控制中心。	周志俊、徐甫、常秀丽、邬春华、李卫华、秦宏、丁道正。
19	工作场所空气中2,4-滴的职业接触限值	2,4-二氯苯氧基乙酸(2,4-滴)	中国疾病预防控制中心职业卫生与中毒控制所、辽宁省疾病预防控制中心、江苏省疾病预防控制中心、山东省职业卫生与职业病防治研究院、北京市劳动保护科学研究所、河北省疾病预防控制中心。	谭枫、许建宁、王全凯、宁康、朱钰玲、谢广云、温亚男、张恒东、龚伟、邵华、唐仕川、李建国、付朝晖、张志虎、韩磊、张锋、谢韬、秦振顺、赵春香、余再、李欢欢。
20	工作场所空气中二甲基亚砜的职业接触限值及测定方法	二甲基亚砜	湖北省疾病预防控制中心、华中科技大学同济医学院公共卫生学院、宜昌市疾病预防控制中心。	史廷明、江中发、邵生文、罗苹、张海、卫婷婷、黄健、姚永祥、毛燕妮、闻胜、陈卫红、徐勇、余青、杨勇。
21	作业场所空气中对苯二胺职业接触限值及测定方法	对苯二胺	天津市疾病预防控制中心、浙江省疾病预防控制中心、江苏省疾病预防控制中心、无锡市第八人民医院、上海市疾病预防控制中心、天津市东丽区疾病预防控制中心、天津市北辰区疾病预防控制中心、浙江省台州市疾病预防控制中心。	张明、张美辨、刘静、刘保峰、曾强、赵淑岚、樊琳、方兴林、朱宝立、缪荣明、周利红、张露新、顾文奎、谢红卫、方家阳。
22	工作场所空气中苯醌的职业接触限值及测定方法	苯醌	山东省职业卫生与职业病防治研究院、中国疾病预防控制中心职业卫生与中毒控制所、江苏省疾病预防控制中心、北京市劳动保护科学研究所、河北省疾病预防控制中心、辽宁省疾病预防控制中心。	张志虎、门金龙、陈学磊、谭枫、许建宁、潘兴富、王全凯、唐仕川、付朝晖、张恒东、张锋、李建国、秦振顺、宁康、孟潇、张梦萍、邵华。
23	工作场所三溴甲烷接触限值及测定方法	三溴甲烷	江苏省疾病预防控制中心、南京医科大学、江苏省淮安市疾病预防控制中心、江苏省淮安市淮安区疾病预防控制中心。	朱宝立、龚伟、李小娟、刘炘、吕中明、韩磊、丁恩民、陈晓敏、王海军。
24	工作场所空气中莠去津的职业接触限值及测定方法	莠去津	中国疾病预防控制中心、中国疾病预防控制中心职业卫生与中毒控制所、江苏省疾病预防控制中心、山东省职业卫生与职业病防治研究院、河北省疾病预防控制中心、辽宁省疾病预防控制中心、中国农药工业协会。	谭枫、许建宁、谢广云、温亚男、王全凯、张志虎、邹薇、张恒东、张锋、曹承宇、齐武、秦振顺、赵春香、宁康、谢涛、刘红梅。

已发布职业接触生物限值标准的主要起草单位及主要起草人见表 B.2。

表 B.2　已发布职业接触生物限值标准的主要起草单位及主要起草人

序号	原标准名称	生物监测指标	主要起草单位	主要起草人
1	WS/T 110—1999　职业接触甲苯的生物限值	尿中马尿酸、终末呼出气甲苯	北京医科大学劳动卫生教研室、杭州市职业病防治院。	沈惠麒、胡宣扬。
2	WS/T 111—1999　职业接触三氯乙烯的生物限值	尿中三氯乙酸	北京市劳动卫生职业病防治研究所	王顺珍、赵素娟、陈震阳。
3	WS/T 112—1999　职业接触铅及其化合物的生物限值	血中铅	中国预防医学科学院劳动卫生与职业病研究所。	吴宜群、汤晓勇、李春玲、唐瑾。
4	WS/T 113—1999　职业接触镉及其化合物的生物限值	尿中镉、血中镉	中国预防医学科学院劳动卫生与职业病研究所、株洲冶炼厂职工医院。	黄金祥、赵阳、任振斌。
5	WS/T 114—1999　职业接触一氧化碳生物限值	血中碳氧血红蛋白	中国预防医学科学院劳动卫生与职业病研究所。	黄明芳、高青。
6	WS/T 115—1999　职业接触有机磷酸酯类农药的生物限值	全血胆碱酯酶活性（校正值）	上海医科大学劳动卫生教研室	薛寿征、周志俊。
7	WS/T 239—2004　职业接触二硫化碳的生物限值	尿中2-硫代噻唑烷-4-羧酸	浙江大学医学院公共卫生系劳动卫生与环境卫生研究所。	简乐、陈荷。
8	WS/T 240—2004　职业接触氟及其无机化合物的生物限值	尿中氟	复旦大学劳动卫生教研室	贾晓东、金泰廙
9	WS/T 241—2004　职业接触苯乙烯的生物限值	尿中苯乙醇酸加苯乙醛酸	北京大学公共卫生学院、福州晋安区卫生防疫站、齐鲁石油化工公司职业病防治所。	沈惠麒、沈波、聂兴田。
10	WS/T 242—2004　职业接触三硝基甲苯的生物限值	血中4-氨基-2,6-二硝基甲苯-血红蛋白加合物	中国疾病预防控制中心职业卫生与中毒控制所、辽宁辽阳153医院。	郑玉新、刘玉瑛、王雅文、王强、庞朝强。
11	WS/T 243—2004　职业接触正己烷的生物限值	尿中2,5-己二酮	深圳市疾病预防控制中心	庄志雄、黄先青、何家禧。
12	WS/T 264—2006　职业接触五氯酚的生物限值	尿中总五氯酚	天津市卫生防病中心	王延让、杨雪莹、李建国、张健、李浩、张昊、赵淑岚。
13	WS/T 265—2006　职业接触汞的生物限值	尿中总汞	中国疾病预防控制中心职业卫生与中毒控制所、上海市职业病医院。	朱秋鸿、黄金祥、孙道远、闵珍、张福钢。
14	WS/T 266—2006　职业接触可溶性铬盐的生物限值	尿中总铬	北京大学公共卫生学院、山东省济南市疾病预防控制中心。	贾光、张济、刘岚铮、沈惠麒。
15	WS/T 267—2006　职业接触酚的生物限值	尿中总酚	上海市化工职业病防治院、宝钢集团上海梅山有限公司卫生防疫站。	王洁、李思惠、金惜雯、朱毅贞、舒佩玲。

新增职业接触生物限值的主要起草单位及主要起草人见表 B.3。

表 B.3　新增职业接触生物限值的主要起草单位及主要起草人

序号	立项名称	生物监测指标	主要起草单位	主要起草人
1	职业接触草甘膦生物限值及测定方法	尿中草甘膦	江苏省疾病预防控制中心、南京医科大学、中国疾病预防控制中心职业卫生与中毒控制所、山东省职业卫生与职业病防治研究院、扬州市疾病预防控制中心、镇江市疾病预防控制中心、南京市职业病防治院、昆山市疾病预防控制中心。	朱宝立、张锋、刘炘、许建宁、张志虎、朱道建、窦建瑞、姜方平、葛琴娟、谢石、潘丽萍、沈欢喜。
2	职业接触二甲基甲酰胺的生物限值及血中 N-甲基氨甲酰加合物的气相色谱-质谱测定方法	血中 N-甲基氨甲酰血红蛋白加合物（NMHb）	浙江省医学科学院、浙江医院、苏州市疾病预防控制中心、杭州市西湖区疾病预防控制中心。	钱亚玲、徐承敏、路艳艳、柴剑荣、张幸、陈伟国、唐红芳、阮征、刘强、刘丹华、王晗、朱海豹、潘吉、吴昊、孙川、李涛、张海娟、沈利明。
3	职业接触锑及其化合物的生物限值及尿中锑的原子荧光光谱法测定方法	尿中锑	武汉市职业病防治院、武汉华中科技大学同济医学院公共卫生学院和广西壮族自治区职业病防治院。	宋为丽、黄忠科、张裕曾、李小萍、易桂林、郑丹、徐晓丽、王敏、江金凤、陈志亮、付小蕾。
4	职业接触溴丙烷的生物限值及测定方法	尿中 1-溴丙烷	无锡市第八人民医院（无锡市职业病防治医院）、天津市疾病预防控制中心、江苏省疾病预防控制中心、复旦大学公共卫生学院、北京大学公共卫生学院、江苏省宜兴市瑞济医院。	缪荣明、朱宝立、杨德一、张明、高峰、周志俊、王生、周长美、丁帮梅、吴为民、尤德宏、孙先锋。
5	职业接触1,3-丁二烯的生物限值	尿中 1,2-双羟基-4-(N-乙酰半胱胺酸)-丁烷（DHBMA）	山东省疾病预防控制中心、复旦大学公共卫生学院、山东省职业卫生与职业病防治研究院、中国石化股份有限公司齐鲁分公司环境和职业卫生监测站。	程学美、周景洋、孔凡玲、赵敬、侯宏卫、夏昭林、张霞、聂兴田、李仁波、陈欢、杨绪廷、潘祥凯。
6	职业接触丙酮的生物限值	尿中丙酮	武汉科技大学医学院、湖北中医药大学、十堰市职业病防治院。	宋世震、梅勇、叶方立、周婷、吴磊、孙丹陵、姚群峰、许兵、孙荣斌、卢星星。
7	职业接触二氯甲烷的生物限值	尿中二氯甲烷	天津市疾病预防控制中心、江苏省无锡市第八人民医院、广东省深圳市龙岗区疾病预防控制中心、天津市职业病防治院。	曾强、张明、杨德一、缪荣明、刘渠、赵淑岚、刘保峰、刘静、于碧鲲、崔鹂、张万超、宋文利。
8	职业接触二甲苯的生物接触限值	尿中甲基马尿酸	武汉市职业病防治院、武汉科技大学医学院、湖北省疾病预防控制中心。	宋为丽、梅勇、王敏、江金凤、陈振龙、张玲、黄忠科、毛革诗、邵生文。
9	职业接触乙苯的生物接触限值	尿中苯乙醇酸加苯乙醛酸	天津市疾病预防控制中心、天津市医药科学研究所、天津市职业病防治院。	张明、杨德一、王倩、赵淑岚、刘保峰、李建国、刘静、宋文利。

表 B.3（续）

序号	立项名称/原标准名称	生物监测指标	主要起草单位	主要起草人
10	甲苯二异氰酸酯的生物接触限值及检测方法	尿中甲苯二胺（2,4-TDA）	天津市疾病预防控制中心、江苏省无锡市职业病防治院、深圳市职业病防治院、深圳市宝安区疾病预防控制中心。	杨德一、王延让、刘保峰、缪荣明、赵欣、张明、谢玉璇、朱志良、赵淑岚、张万超、任婕、刘静。
11	尿中 N-甲基乙酰胺生物限值及气相色谱测定方法	尿中 N-甲基乙酰胺	浙江省医学科学院、上海市疾病预防控制中心、杭州市萧山区疾病预防控制中心、江苏省如东市疾病预防控制中心。	钱亚玲、唐红芳、张幸、贾晓东、寿卫国、路艳艳、吴昊、徐承敏、柴剑荣、周连芳、蒋兆强、汪国权、陈淑林、冒明健。
12	职业接触四氯乙烯的生物限值	血中四氯乙烯	上海市疾病预防控制中心、上海市宝山区疾病预防控制中心、上海市普陀区疾病预防控制中心、上海市化工职业病防治院。	贾晓东、刘美霞、杨凤、胡训军、李传奇、汪国权、沈朝烨、蒋志宏、刘武忠、秦景香、沈福荣、吴玉霞、谢禾。
13	职业接触苯尿中苯巯基尿酸生物限值	尿中苯巯基尿酸	武汉科技大学医学院、湖北省疾病预防控制中心、荆门市疾病预防控制中心。	宋世震、梅勇、陈醒觉、姚永祥、叶玉杰、胡霞敏、叶方立、郑中华。

—————————

GBZ 2.1—2019《工作场所有害因素职业接触限值 第 1 部分:化学有害因素》第 1 号修改单

（一）第 4.1 条表 1 序号 12 的内容修改

序号	中文名	英文名	化学文摘号 CAS 号	OELs mg/m³			临界不良健康效应	备注
				MAC	PC-TWA	PC-STEL		
12	苯	Benzene	71-43-2	—	3	6	神经系统损害;血液毒性	皮,G1

（二）第 4.4 条表 4 增加序号 29

序号	接触的化学有害因素		生物监测指标		职业接触生物限值	采样时间
	中文名	英文名	中文名	英文名		
29	三甲基氯化锡	Trimethyltin chloride(TMT)	尿中三甲基氯化锡	Trimethyltin chloride in urine	500 μg/g Cr	不做严格限定
			血中三甲基氯化锡	Trimethyltin chloride in blood	200 μg/L	不做严格限定

（三）附录 B 表 B.1 增加序号 25

序号	立项名称	化学有害因素名称	主要起草单位	主要起草人
25	工作场所空气中苯接触限值	苯	中国疾病预防控制中心职业卫生与中毒控制所、江苏省疾病预防控制中心、北京市疾病预防控制中心、山东省职业卫生与职业病防治研究院、扬州市疾病预防控制中心。	邢彩虹、程秀荣、韩磊、王姿欢、贾强、崔师伟、朱宝立、邵华、胡丽、窦建瑞。

（四）附录 B 表 B.3 增加序号 14

序号	立项名称/原标准名称	生物监测指标	主要起草单位	主要起草人
14	职业接触三甲基氯化锡生物限值	尿中三甲基氯化锡、血中三甲基氯化锡	广东省职业病防治院、杭州医学院、佛山市职业病防治院、清远市职业病防治院。	吴邦华、戎伟丰、董明、陈嘉斌、何嘉恒、杨爱初、黄永顺、阮征、黄燕玲、薛来俊。

ICS 13.100
CCS C 60

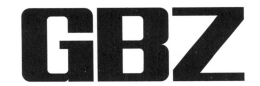

中华人民共和国国家职业卫生标准

GBZ 4—2022
代替 GBZ 4—2002

职业性二硫化碳中毒诊断标准

Diagnostic standard for occupational carbon disulfide poisoning

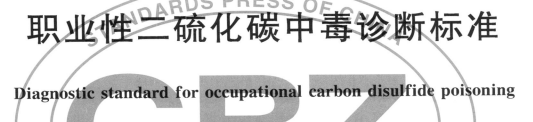

2022-03-16 发布

2022-09-01 实施

中华人民共和国国家卫生健康委员会　发布

前　言

本标准的第 5 章为强制性的,其余为推荐性的。

本标准代替 GBZ 4—2002《职业性慢性二硫化碳中毒诊断标准》,与 GBZ 4—2002 相比,除结构调整和编辑性改动外,主要技术变化如下:

——增加了急性二硫化碳中毒的诊断原则、诊断分级和处理原则(见 4.1、5.1、6.1.1 和 6.2);

——删除了慢性二硫化碳中毒诊断标准中的观察对象(见 2002 版第 4 章);

——调整了慢性二硫化碳中毒诊断分级(见 5.2,2002 版第 5 章);

——修改了慢性二硫化碳中毒诊断分级中肌力分级及神经-肌电图的内容(见 5.2,2002 版第 5 章);

——调整了处理原则的内容(见第 6 章,2002 版第 6 章);

——修改了附录 A 的内容(见附录 A,2002 版附录 A)。

本标准由国家卫生健康标准委员会职业健康标准专业委员会负责技术审查和技术咨询,由中国疾病预防控制中心负责协调性和格式审查,由国家卫生健康委职业健康司负责业务管理、法规司负责统筹管理。

本标准起草单位:江苏省疾病预防控制中心、南京市职业病防治院、上海市肺科医院(上海市职业病防治院)、山东省职业卫生与职业病防治研究院、青岛市中心医院。

本标准主要起草人:丁帮梅、许忠杰、曹晓燕、董秋、孙道远、闫永建、赵圆、陈艳霞、宋平平。

本标准及其所代替文件的历次版本发布情况为:

——1982 年首次发布为 GB 3233—1982;

——2002 年第一次修订时,编号改为 GBZ 4—2002;

——本次为第二次修订。

职业性二硫化碳中毒诊断标准

1 范围

本标准规定了职业性二硫化碳中毒的诊断原则、诊断及处理原则。

本标准适用于职业接触二硫化碳所致中毒的诊断及处理。

2 规范性引用文件

下列文件中的内容通过文中的规范性引用而构成本标准必不可少的条款。其中,注日期的引用文件,仅该日期对应的版本适用于本标准;不注日期的引用文件,其最新版本(包括所有的修改单)适用于本标准。

GB/T 16180 劳动能力鉴定 职工工伤与职业病致残等级

GBZ 76 职业性急性化学物中毒性神经系统疾病诊断标准

GBZ/T 157 职业病诊断名词术语

GBZ/T 228 职业性急性化学物中毒后遗症诊断标准

GBZ/T 247 职业性慢性化学物中毒性周围神经病的诊断

3 术语和定义

GBZ/T 157 界定的术语和定义适用于本标准。

4 诊断原则

4.1 急性中毒

根据短期接触较高浓度二硫化碳的职业史,出现以中枢神经系统损害为主的临床表现,结合辅助检查结果及工作场所职业卫生学调查资料,综合分析,排除其他病因引起的类似疾病后,方可诊断。

4.2 慢性中毒

根据密切接触二硫化碳1年及以上的职业史,出现多发性周围神经损害和中枢神经系统损害为主的临床表现,结合神经-肌电图检查结果及工作场所职业卫生学调查资料,综合分析,排除其他病因引起的类似疾病后,方可诊断。

5 诊断

5.1 急性中毒

5.1.1 轻度中毒

短期接触较高浓度二硫化碳后,出现头痛、头晕、恶心、呕吐、乏力、失眠多梦、易激惹或四肢麻木、疼痛等症状,可伴有晕厥或肢体抽搐等表现,同时具有下列表现之一者:

a) 轻度意识障碍,如意识模糊、嗜睡状态等(见 GBZ 76);

b) 步态蹒跚、醉酒样改变。

5.1.2 中度中毒

在轻度中毒基础上,具有下列表现之一者:

a) 中度意识障碍,如谵妄状态、混浊状态(见 GBZ 76);

b) 癫痫大发作样抽搐(见 GBZ 76)。

5.1.3 重度中毒

在中度中毒基础上,具有下列表现之一者:

a) 重度意识障碍,如浅昏迷、中度昏迷、深昏迷、植物状态(见 GBZ 76);

b) 癫痫持续状态(见 GBZ 76);

c) 出现明显的精神症状,如定向障碍、幻觉、妄想等(见 GBZ 76);

d) 脑局灶损害(见 GBZ 76)。

5.2 慢性中毒

5.2.1 轻度中毒

密切接触二硫化碳 1 年及以上后,出现头痛、头晕、乏力、失眠多梦、易激惹、记忆力减退或四肢无力、麻木、疼痛等症状,同时具有下列表现之一者:

a) 四肢远端对称性手套、袜套样分布的痛觉、触觉障碍或音叉振动觉减退,同时伴有跟腱反射减弱;

b) 四肢受累肌肉肌力减退至 4 级(见 GBZ 76);

c) 神经-肌电图检查提示轻度周围神经损害(见 GBZ/T 247)。

5.2.2 中度中毒

在轻度中毒基础上,具有下列表现之一者:

a) 四肢痛觉、触觉障碍水平达肘、膝以上,跟腱反射消失,或深感觉明显障碍伴感觉性共济失调(见 GBZ/T 247);

b) 四肢受累肌肉肌力减退至 3 级,可伴有四肢远端肌肉萎缩(见 GBZ 76);

c) 神经-肌电图检查提示明显周围神经损害(见 GBZ/T 247)。

5.2.3 重度中毒

在中度中毒基础上,具有下列表现之一者:

a) 四肢受累肌肉肌力减退至 2 级及以下(见 GBZ 76);

b) 神经-肌电图检查提示严重周围神经损害(见 GBZ/T 247);

c) 中毒性脑病;

d) 中毒性精神障碍。

6 处理原则

6.1 治疗原则

6.1.1 急性中毒者应立即脱离接触现场,移至空气新鲜处,保持呼吸道通畅,脱去污染衣物,清洗污染皮肤,及时纠正脑缺氧、改善脑循环、防治脑水肿,并给予营养神经、镇静解痉、营养心肌等治疗;有明显意识障碍者可短期使用糖皮质激素治疗。

6.1.2 慢性中毒治疗以促进神经修复、再生为主,如 B 族维生素、神经修复营养药物、中医中药及康复等对症治疗。

6.2 其他处理

6.2.1 急性中毒者如有后遗症按 GBZ/T 228 处理。

6.2.2 如需劳动能力鉴定,按 GB/T 16180 处理。

6.2.3 凡诊断为急性中、重度中毒及慢性中毒者,不宜从事接触二硫化碳的作业。

7 正确使用本标准的说明

参见附录 A。

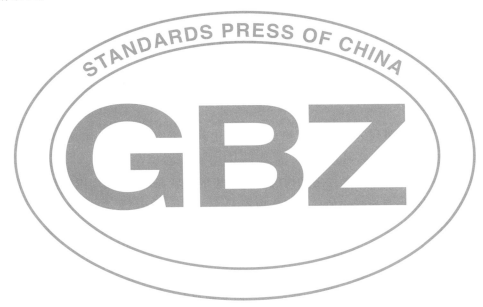

附　录　A

（资料性）

正确使用本标准的说明

A.1　二硫化碳主要应用于生产黏胶纤维、玻璃纸和橡胶硫化等行业,此外也用于矿石浮选、制造四氯化碳、防水胶、谷物熏蒸、精制石蜡、石油、实验室色谱分析以及作为溶剂用于溶解脂肪、清漆、树脂等。在这些作业中都有机会接触二硫化碳,导致急、慢性中毒。

A.2　经呼吸道吸收是职业性二硫化碳中毒的主要途径,其次为皮肤接触吸收,偶有胃肠道吸收。

A.3　急性中毒一般发病急,短期接触较高浓度二硫化碳后,最短 3 min～5 min 发病,最长至 7 h 左右的潜伏期后发病。

A.4　急性中毒患者除出现中枢神经系统损害的表现外,常可出现中毒性周围神经病和心脏的损害。急性中毒性周围神经病,其诊断分级和治疗见 GBZ 76;心脏的损害主要表现为心电图 ST-T 改变、Q-T 间期延长、心律失常、心肌酶谱、肌钙蛋白等异常,其诊断分级与治疗见 GBZ 74。冠状动脉 CT 血管成像、冠状动脉造影等技术可作为诊断参考。

A.5　急性二硫化碳中毒导致严重的中枢神经系统和心脏的损害,可能引起猝死,其诊断与处理见 GBZ 78。

A.6　以中枢神经系统功能障碍为主要表现的急性二硫化碳中毒需要与急性脑血管病、外伤、癫痫、急性药物中毒、中枢感染性疾病等鉴别。

A.7　慢性轻度中毒的诊断起点是有肯定的周围神经损害的症状与体征,或周围神经损害时虽然体征不明显,但神经-肌电图检查显示肯定的神经源性损害。

A.8　跟腱反射减弱及四肢音叉振动觉减退是慢性轻度中毒的早期表现,因此,应反复仔细检查这两项体征,建议检查跟腱反射时取俯卧屈膝位法。

A.9　神经-肌电图检查对本病诊断有重要意义。慢性二硫化碳中毒以周围神经轴索损害为主,可伴脱髓鞘病变,因此应重点检查四肢远端肌肉的肌电图及四肢感觉、运动神经传导(速度与波幅),其检查方法、结果判断基准及周围神经损害严重程度分级参照 GBZ/T 247。

A.10　慢性重度中毒时出现中毒性脑病,如小脑性共济失调、帕金森综合征、锥体束征(偏瘫、假性球麻痹)等脑局灶损害的表现,同时可出现易怒、抑郁、定向力障碍、幻觉、妄想等精神障碍的表现。有部分患者仅表现中毒性精神障碍,如出现易怒、抑郁、定向力障碍、幻觉、妄想,甚至可出现精神分裂症、躁狂发作等精神障碍。这些表现在排除脑退行性疾病、血管性痴呆及其他原因所致的脑局灶损害或精神障碍后,应考虑为重度中毒。

A.11　以周围神经损害为主的慢性二硫化碳中毒需要排除其他职业性、药源性、环境源性等原因引起的周围神经病,如磷酸三邻甲苯酯、甲基正丁基酮、正己烷、砷及其氧化物、氯丙烯、丙烯酰胺、1-溴丙烷、环氧化合物、呋喃类、异烟肼等中毒,以及糖尿病、感染性多发性神经炎、慢性酒精中毒、B 族维生素缺乏等表现为周围神经损害的疾病。

A.12　长期接触二硫化碳者,在短期大量暴露且疏于防护情况下,仍可发生急性中毒。如出现明显的周围神经系统损害,需注意其可能存在隐匿性慢性中毒。应结合工作现场、接触方式、吸入毒物的量、发病的时间、主要临床表现、辅助检查和治疗反应等进行综合判断。

A.13 急、慢性二硫化碳中毒所致中毒性脑病患者,脑电图常显示异常,主要有以下改变:波形欠整,节律协调不佳,α 波节律减少,θ 波活动增多,可出现多发性棘波和尖波。常用的脑诱发电位中,视觉诱发电位(VEP)和体感诱发电位(SEP)等出现异常,可辅助诊断。

A.14 电子计算机断层脑扫描(CT)及头颅磁共振成像(MRI)对急、慢性二硫化碳中毒性脑病的病变具有辅助性诊断价值,可显示全脑或脑局限性萎缩、局灶性损害、脑内多发对称性信号异常等。

A.15 二硫化碳体内代谢产物 2-硫代噻唑烷-4-羧酸(TTCA)特异性与灵敏度较好,能反映工人近期接触二硫化碳的量,尿中 TTCA 测定可作为二硫化碳近期接触的重要参考,但其在人体内代谢较快,生物半减期短,无证据显示其与急、慢性二硫化碳中毒临床表现有明显关系,故不宜作为急、慢性中毒的诊断指标。

参 考 文 献

［1］ GBZ 74 职业性急性化学物中毒性心脏病诊断标准
［2］ GBZ 78 职业性化学源性猝死诊断标准

ICS 13.100
CCS C 60

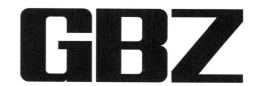

中华人民共和国国家职业卫生标准

GBZ 68—2022
代替 GBZ 68—2013

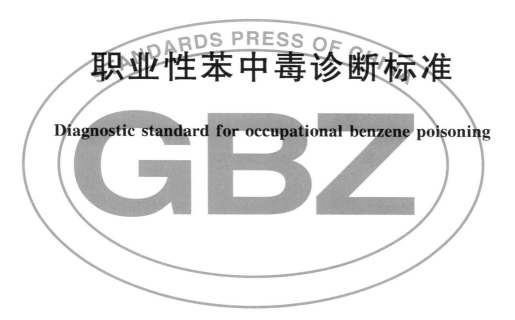

职业性苯中毒诊断标准

Diagnostic standard for occupational benzene poisoning

2022-03-16 发布　　　　　　　　　　　　　　2022-09-01 实施

中华人民共和国国家卫生健康委员会　发 布

前　　言

本标准的第5章为强制性的,其余为推荐性的。

本标准代替 GBZ 68—2013《职业性苯中毒的诊断》,与 GBZ 68—2013 相比,除结构调整和编辑性改动外,主要技术变化如下:

——修改了慢性苯中毒诊断分级标准中血细胞计数的界限值,删除了白血病,量化了接触苯的职业史时间(见4.2和5.2,2013版4.2.1、4.2.2和4.2.3);

——增加了附录 A.4 分级诊断中血细胞计数参考范围(见附录 A.4)。

本标准由国家卫生健康标准委员会职业健康标准专业委员会负责技术审查和技术咨询,由中国疾病预防控制中心负责协调性和格式审查,由国家卫生健康委职业健康司负责业务管理、法规司负责统筹管理。

本标准起草单位:首都医科大学附属北京朝阳医院、广东省职业病防治院、复旦大学附属华山医院、北京市疾病预防控制中心、天津市职业病防治院、青岛市职业病防治院、苏州市职业病防治院、深圳市职业病防治院。

本标准主要起草人:叶俏、夏丽华、万伟国、王如刚、史军、张华、刘杰、邓立华、郑舒聪、王旖然。

本标准及其所代替标准的历次版本发布情况为:

——1982 年首次发布为 GB 3230—1982,1997 年第一次修订为 GB 3230—1997;

——2002 年第二次修订时,编号改为 GBZ 68—2002,2008 年第三次修订,2013 年第四次修订;

——本次为第五次修订。

职业性苯中毒诊断标准

1 范围

本标准规定了职业性苯中毒的诊断原则、诊断及处理原则。

本标准适用于劳动者在职业活动中由于接触苯及含苯有机溶剂引起急性或慢性中毒的诊断及处理。

2 规范性引用文件

下列文件中的内容通过文中的规范性引用而构成本标准必不可少的条款。其中,注日期的引用文件,仅该日期对应的版本适用于本标准;不注日期的引用文件,其最新版本(包括所有的修改单)适用于本标准。

GB/T 16180 劳动能力鉴定 职工工伤与职业病致残等级

GBZ 76 职业性急性化学物中毒性神经系统疾病诊断标准

GBZ 78 职业性化学源性猝死诊断标准

GBZ/T 157 职业病诊断名词术语

WS/T 405 血细胞分析参考区间

3 术语和定义

GBZ/T 157界定的术语和定义适用于本标准。

4 诊断原则

4.1 急性苯中毒

根据短期内吸入大量苯蒸气的职业接触史,出现以意识障碍为主的临床表现,结合现场职业卫生学调查,参考实验室检测指标,进行综合分析,并排除其他疾病引起的中枢神经系统等损害,方可诊断。

4.2 慢性苯中毒

根据3个月及以上密切接触苯的职业史,出现以造血系统损害为主的临床表现,结合现场职业卫生学调查,参考实验室检测指标,进行综合分析,并排除其他病因引起的血象、骨髓象等改变,方可诊断。

5 诊断

5.1 急性苯中毒

5.1.1 轻度中毒

短期内吸入大量苯蒸气后出现头晕、头痛、恶心、呕吐、黏膜刺激症状,伴有轻度意识障碍(见GBZ 76)。

5.1.2 重度中毒

短期内吸入大量苯蒸气后出现下列临床表现之一者：

a) 中、重度意识障碍(见 GBZ 76)；

b) 呼吸循环衰竭；

c) 猝死(见 GBZ 78)。

5.2 慢性苯中毒

5.2.1 轻度中毒

有 3 个月及以上密切接触苯的职业史,可伴有头晕、头痛、乏力、失眠、记忆力减退、反复感染等临床表现。在 3 个月内每 2 周复查一次外周血细胞分析,并具备下列条件之一者：

a) 白细胞计数 4 次及以上低于 $3.5×10^9/L$(见 WS/T 405)；

b) 中性粒细胞计数 4 次及以上低于 $1.8×10^9/L$(见 WS/T 405)；

c) 血小板计数 4 次及以上低于 $80×10^9/L$。

5.2.2 中度中毒

多有慢性轻度中毒症状,可伴有反复感染和(或)出血的临床表现,并具备下列条件之一者：

a) 白细胞计数低于 $3.5×10^9/L$ 或中性粒细胞计数低于 $1.8×10^9/L$,伴血小板计数低于 $80×10^9/L$；

b) 白细胞计数低于 $2.5×10^9/L$ 或中性粒细胞计数低于 $1.3×10^9/L$；

c) 血小板计数低于 $60×10^9/L$。

5.2.3 重度中毒

多有慢性中度中毒症状,并具备下列条件之一者：

a) 全血细胞减少症；

b) 再生障碍性贫血；

c) 骨髓增生异常综合征。

6 处理原则

6.1 治疗原则

6.1.1 急性中毒

迅速将中毒患者转移至空气新鲜处,立即脱掉被污染衣物,清洗被污染皮肤黏膜,注意保暖,保持呼吸道通畅,监测生命体征。急救原则与内科急症相同。慎用 β-肾上腺素能药物。

6.1.2 慢性中毒

治疗原则与血液系统疾病中造血系统损害相同。

6.2 其他处理

6.2.1 急性中毒

患者病情恢复后,轻度中毒者可恢复原工作,重度中毒者原则上应脱离苯作业岗位。如需劳动能力鉴定,按照 GB/T 16180 处理。

6.2.2 慢性中毒

一经诊断,即应脱离苯作业岗位。如需劳动能力鉴定,按照 GB/T 16180 处理。

7 正确使用本标准的说明

参见附录 A。

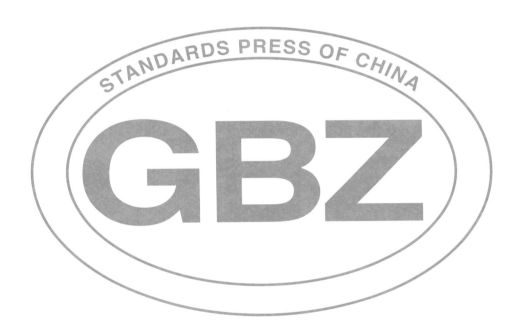

附　录　A

（资料性）

正确使用本标准的说明

A.1　引起苯中毒的作业及工种

苯在生产中主要用作溶剂、稀释剂和化工原料。接触含苯的各种有机溶剂或稀释剂,或以苯作为生产原料的作业、工种,均有可能发生急性、慢性苯中毒。

A.2　苯中毒引起的猝死

个别接触极高浓度苯的劳动者可发生猝死,其诊断可参照 GBZ 78。

A.3　外周血细胞分析检验方法

本标准规定采用经静脉采血和血液分析仪检测方法(见 WS/T 405)。采血方法按照 WS/T 225 有关要求执行。采血时,采用真空采血方式自肘前静脉采血,要求使用含乙二胺四乙酸盐(EDTA)抗凝剂的采血管。

A.4　诊断分级中血细胞计数参考范围

慢性苯中毒诊断分级时,血细胞计数参考范围依据中国成年人群血细胞分析参考区间见WS/T 405。

A.5　血细胞形态学检查

外周血细胞计数异常时,应进行血细胞形态学检查。血细胞形态学检查是对血液有形成分质量的检查和数量的评估,主要包括对红细胞、白细胞及血小板的大小、形态、染色及结构等的检查。检查方法包括经典的显微镜检查和自动化数字式细胞图像分析等。一些患者在发生苯所致白血病或转变为白血病前,表现为外周血白细胞计数增高。此时,还可有白细胞核象改变和形态异常,包括出现原始细胞、幼稚细胞、粒细胞细胞核大小不一、空泡变性、核变性等;当苯毒性作用累及红系时,可以出现血红蛋白形成障碍,细胞大小改变等;在出现骨髓增生异常综合征时,外周血细胞多表现为细胞大小改变,核浆比例异常等。血细胞形态学检查有助于鉴别白细胞计数异常的病因,进行贫血的病因、红细胞计数和形态学分析,确认血小板计数减少并了解血细胞功能,发现血液中某些寄生虫感染,对慢性苯中毒具有诊断和鉴别诊断价值。

A.6　骨髓象检查

针对慢性苯中毒患者,骨髓象检查有助于某系血细胞异常、全血细胞减少症、再生障碍性贫血、骨髓增生异常综合征,以及白血病的及时诊断与鉴别诊断。苯作业工人早期出现血细胞计数异常者,特别是脱离岗位后仍未恢复正常者,应尽早完善骨髓细胞形态学、免疫表型、染色体和基因检查,必要时进行骨髓活检病理检查。一次骨髓涂片的结果与病情不一定完全平行,对于不能明确诊断的病例,有必要多次、多部位骨髓穿刺进行骨髓细胞形态学检查和(或)骨髓活检病理检查。

A.7 慢性苯中毒作业工龄的界定

慢性苯中毒多见于苯接触时间 3 个月及以上者。但部分患者连续作业工龄少于 3 个月,其每日苯接触时间长,苯浓度高,出现外周血一系或多系细胞计数减少,甚至表现为再生障碍性贫血,但此类再生障碍性贫血经积极治疗后,预后相对较好。这类患者发病特点与典型的慢性中毒有所区别,在发病时间上属于"亚急性",但其临床表现与"慢性苯中毒"相似,这与通常"亚急性中毒与急性中毒临床表现接近"的普遍规律不符。本标准中仍将其归类于慢性苯中毒。

A.8 职业性苯所致白血病

在诊断职业性苯所致白血病时,按照 GBZ 94 执行。

A.9 职业性苯中毒诊断的命名格式

A.9.1 职业性急性苯中毒诊断的命名格式为:职业性急性轻/重度苯中毒。

A.9.2 职业性慢性苯中毒诊断的命名格式为:

a) 职业性慢性轻度苯中毒:

　　1) 职业性慢性轻度苯中毒(白细胞减少症);

　　2) 职业性慢性轻度苯中毒(中性粒细胞减少症);

　　3) 职业性慢性轻度苯中毒(血小板减少症)。

b) 职业性慢性中度苯中毒:

　　1) 职业性慢性中度苯中毒(白细胞减少症伴血小板减少症);

　　2) 职业性慢性中度苯中毒(中性粒细胞减少症伴血小板减少症);

　　3) 职业性慢性中度苯中毒(白细胞减少症);

　　4) 职业性慢性中度苯中毒(中性粒细胞减少症);

　　5) 职业性慢性中度苯中毒(血小板减少症)。

c) 职业性慢性重度苯中毒:

　　1) 职业性慢性重度苯中毒(全血细胞减少症);

　　2) 职业性慢性重度苯中毒(再生障碍性贫血);

　　3) 职业性慢性重度苯中毒(骨髓增生异常综合征)。

参 考 文 献

[1]　GBZ 94　职业性肿瘤的诊断
[2]　WS/T 225　临床化学检验血液样本的收集与处理

ICS 13.100
CCS C 60

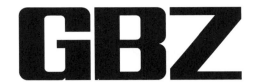

中华人民共和国国家职业卫生标准

GBZ/T 325—2022

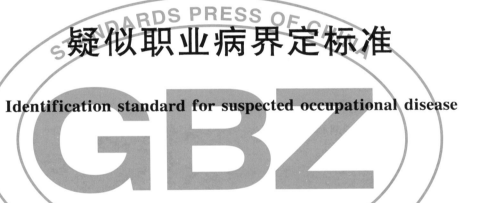

疑似职业病界定标准

Identification standard for suspected occupational disease

2022-03-16 发布 2022-09-01 实施

中华人民共和国国家卫生健康委员会 发 布

前　言

　　本标准由国家卫生健康标准委员会职业健康标准专业委员会负责技术审查和技术咨询,由中国疾病预防控制中心负责协调性和格式审查,由国家卫生健康委职业健康司负责业务管理、法规司负责统筹管理。

　　本标准起草单位:广东省职业病防治院、中国疾病预防控制中心职业卫生与中毒控制所、北京大学第三医院、上海市肺科医院(上海市职业病防治院)、同济大学附属杨浦医院(上海市杨浦区中心医院)。

　　本标准主要起草人:陈嘉斌、周珊宇、江嘉欣、朱秋鸿、李树强、关里、孙道远、匡兴亚。

疑似职业病界定标准

1 范围

本标准规定了疑似职业病的界定原则、界定及处理原则。

本标准适用于接触各类职业病危害因素劳动者疑似职业病的界定。

2 规范性引用文件

下列文件中的内容通过文中的规范性引用而构成本标准必不可少的条款。其中,注日期的引用文件,仅该日期对应的版本适用于本标准;不注日期的引用文件,其最新版本(包括所有的修改单)适用于本标准。

GBZ/T 157 职业病诊断名词术语

GBZ/T 265 职业病诊断通则

3 术语和定义

GBZ/T 157 界定的以及下列术语和定义适用于本标准。

3.1

疑似职业病 suspected occupational disease

现有接触证据或医学证据尚不能确定接触职业病危害因素的劳动者所患疾病是否是职业病,需要进一步收集证据以明确诊断的一种暂时的疑似疾病状态。

4 疑似职业病界定原则

4.1 疑似职业病的界定应以职业病定义作为参照。

4.2 疑似职业病病人所患疾病应在《职业病分类和目录》范围之内。

4.3 应按照 GBZ/T 265 执行,基于现有的疾病证据、接触证据、疾病与接触的职业病危害因素之间因果关系等相关证据进行界定。

4.4 疑似职业病病人所患疾病的严重程度应达到相应职业病的诊断起点。

5 疑似职业病的界定

医疗卫生机构对符合以下任一条件的,可界定为疑似职业病:

a) 依据职业病诊断标准,为明确诊断认为需要进入职业病诊断程序,作进一步医学观察、诊断性治疗或因果关系判定的;

b) 急性职业病危害事故处理时出现的疑似病例;

c) 同一工作环境中已发现确诊的职业病病人,同一时期其他劳动者出现有相似客观表现的疾病;

d) 在同一工作环境中,同时或短期内发生两例或两例以上特异性健康损害表现相同或相似病例,病因不明确,又不能以常见病、传染病、地方病等群体性疾病解释的。

6 疑似职业病处理原则

6.1 界定机构应当出具《疑似职业病告知书》(见附录 A),按相关要求报告。

6.2 用人单位和劳动者收到《疑似职业病告知书》后,用人单位应在 30 日内安排劳动者到职业病诊断机构提请职业病诊断。《疑似职业病告知书》不作为职业病诊断或鉴定必备的证明材料。

6.3 职业病诊断鉴定程序终结后疑似职业病状态自然终止。

7 疑似职业病界定注意事项

7.1 可参考劳动者的职业病危害因素接触史、临床表现、实验室辅助检查结果以及其他相关资料,综合分析后界定。

7.2 在岗期间发现的疾病是否是疑似职业病,应结合既往职业健康检查结果综合分析。

7.3 疑似职业病的界定应重点考虑职业暴露与个体健康状况之间的因果关系。

7.4 对已界定为疑似职业病的劳动者,不再因同一疾病进行二次界定。

8 疑似职业病告知书

见附录 A。

9 正确使用本标准的说明

参见附录 B。

附　录　A

（规范性）

疑似职业病告知书

图 A.1 给出了疑似职业病告知书格式。

疑似职业病告知书

＿＿＿＿＿＿＿＿＿（用人单位名称）、＿＿＿＿＿＿＿（劳动者姓名）：

＿＿＿＿年＿＿＿月＿＿＿日　本机构在＿＿＿＿＿＿＿（职业健康检查/职业病诊断/门诊治疗/住院治疗/其他＿＿＿＿）中发现＿＿＿＿＿＿＿（劳动者姓名、身份证号码）＿＿＿＿＿＿＿＿＿＿（症状、体征及实验室检查结果）等。根据目前材料，界定＿＿＿＿＿＿＿＿（劳动者姓名）为疑似职业病病人（疑似＋职业病名称）。

你单位应当在 30 日内安排对疑似职业病病人进行职业病诊断；在疑似职业病病人诊断或者医学观察期间，不得解除或者终止与其订立的劳动合同。疑似职业病病人在诊断、医学观察期间的费用，由用人单位承担。

劳动者可以在用人单位所在地、本人户籍所在地或者经常居住地依法承担职业病诊断的医疗卫生机构进行职业病诊断。

特此告知。

界定机构
（盖章）
年　　月　　日

图 A.1　疑似职业病告知书格式

附　录　B

（资料性）

正确使用本标准的说明

B.1　制定本标准的目的是早期发现职业病,保护劳动者身体健康权益。

B.2　医疗卫生机构怀疑劳动者为疑似职业病时,应进一步了解其职业史和职业病危害接触史后方可作出界定结论。

B.3　疑似职业病界定过程中,劳动者无法提供或用人单位不提供工作场所职业病危害因素检测结果等相关资料的,界定机构应当结合劳动者的临床表现、实验室辅助检查结果和劳动者的职业史、职业病危害因素接触史,并参考劳动者自述和卫生行政部门提供的日常监督检查信息等,作出疑似职业病界定结论。

B.4　职业病诊断起点是指健康损害程度达到相应职业病诊断标准的最低要求。

B.5　职业病诊断机构接诊劳动者申请时发现疑似职业病的,也应出具《疑似职业病告知书》。

B.6　《疑似职业病告知书》一式三份,劳动者、用人单位和界定机构各一份。

B.7　疑似职业病的书写格式如下:疑似＋职业病诊断名称(如疑似职业性慢性苯中毒、疑似职业性尘肺病)。

ICS 13.100
CCS C 52

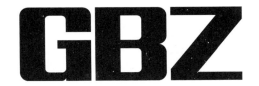

中华人民共和国国家职业卫生标准

GBZ/T 326—2022

尿中二氯甲烷测定标准　气相色谱法

Determination standard of dichloromethane in urine—
Gas chromatographic method

2022-03-16 发布

2022-09-01 实施

中华人民共和国国家卫生健康委员会　发 布

前　言

　　本标准由国家卫生健康标准委员会职业健康标准专业委员会负责技术审查和技术咨询,由中国疾病预防控制中心负责协调性和格式审查,由国家卫生健康委职业健康司负责业务管理、法规司负责统筹管理。

　　本标准起草单位:深圳市职业病防治院、天津市疾病预防控制中心、江苏省疾病预防控制中心、深圳市龙岗区疾病预防控制中心。

　　本标准主要起草人:张明、李添娣、张万超、朱宝立、周伟、李小娟、于碧鲲、蔡志斌、唐慧晶、赵淑岚。

尿中二氯甲烷测定标准 气相色谱法

1 范围

本标准规定了测定尿中二氯甲烷的气相色谱法。

本标准适用于职业接触二氯甲烷人员尿中二氯甲烷浓度的测定。

2 规范性引用文件

下列文件中的内容通过文中的规范性引用而构成本标准必不可少的条款。其中,注日期的引用文件,仅该日期对应的版本适用于本标准;不注日期的引用文件,其最新版本(包括所有的修改单)适用于本标准。

GBZ/T 295 职业人群生物监测方法 总则

3 术语和定义

GBZ/T 295 界定的术语和定义适用于本标准。

4 原理

尿液样品采用顶空法进行处理,经气相色谱柱分离,氢火焰离子化检测器检测,以保留时间定性,用外标工作曲线法进行定量。

5 仪器设备与材料

5.1 顶空瓶:20 mL。

5.2 聚乙烯塑料瓶:50 mL。

5.3 精密微量注射器:10 μL、100 μL。

5.4 容量瓶:10 mL、100 mL。

5.5 漩涡混匀器。

5.6 尿比重计。

5.7 气相色谱仪,配顶空进样器和氢火焰离子化检测器。

仪器操作参考条件:

a) 气相色谱条件:

   1) 色谱柱:聚乙二醇(WAX),规格:30.0 m×0.32 mm×0.25 μm;

   2) 柱温:40 ℃,保持 2 min;10 ℃/min 升至 60 ℃;再以 20 ℃/min 升至 140 ℃;

   3) 进样口温度:250 ℃;

   4) 检测器温度:300 ℃;

   5) 载气(N_2)流量:2.0 mL/min;

   6) 分流比:5∶1。

b) 顶空进样器条件:

   1) 炉温:60 ℃;

2) 加热时间:30 min;

3) 定量环体积:1 mL;

4) 定量环温度:70 ℃;

5) 传送线温度:80 ℃;

6) 加压时间:0.2 min;

7) 环填充时间:0.2 min;

8) 定量环平衡时间:0.1 min;

9) 进样时间:1.0 min。

6 试剂

6.1 实验用水:去离子水。

6.2 二氯甲烷(CH_2Cl_2):色谱纯。

6.3 无水硫酸钠(Na_2SO_4):分析纯。

6.4 标准贮备液:于 100 mL 容量瓶中加入约 90 mL 去离子水,用精密微量注射器准确加入 10.0 μL 二氯甲烷(20 ℃ 时,1 μL 二氯甲烷的质量为 1.326 mg),加水至刻度,充分混匀,配制成二氯甲烷浓度 为 132.6 mg/L 的标准贮备液。

7 样品的采集、运输和保存

7.1 样品的采集:按 GBZ/T 295 要求采集班末尿液样品 50 mL,尿液样品比重检测不合格(尿比重<1.010,或尿比重>1.030)的样品,应重新进行尿液样品采集。

7.2 样品空白的采集:用聚乙烯塑料瓶采集去离子水作为样品空白。

7.3 将采集后的样品和样品空白置于清洁容器中冷藏运输,样品置于-20 ℃下可保存 7 d。

8 分析步骤

8.1 标准系列溶液的配制与测定:用非职业接触人员尿液将标准贮备液采用逐级稀释方法配制成二氯 甲烷浓度为 0.00 mg/L~1.33 mg/L 标准系列溶液。分别准确量取 7.00 mL 标准系列溶液加入已装 有 6 g 无水硫酸钠的顶空瓶中;参照仪器操作参考条件,将气相色谱仪调节至最佳测定状态,分别测定 标准系列溶液,测得二氯甲烷峰面积后,与相应的二氯甲烷浓度(mg/L)计算线性回归方程。

8.2 样品处理与测定:将尿液样品恢复至室温后,准确量取 7.00 mL 加入已装有 6 g 无水硫酸钠的顶 空瓶中;用测定标准系列溶液的操作条件测定样品和样品空白,以保留时间定性,测得峰面积后由回归 方程计算尿液样品中二氯甲烷的浓度。若尿液样品中二氯甲烷的浓度超出测定范围,需要重新量取尿 液样品并用非职业接触人员尿液稀释并测定,计算时乘以稀释系数。

8.3 质量控制:非职业接触人员尿液应检测无待测物后使用;检测过程质量控制应按照 GBZ/T 295 的 要求进行。

9 计算

9.1 按式(1)计算尿中二氯甲烷的浓度:

$$\rho_1 = \rho_0 \times f \qquad\qquad (1)$$

式中：

ρ_1——尿液样品中二氯甲烷的浓度，单位为毫克每升（mg/L）；

ρ_0——测得尿液样品中二氯甲烷的浓度，单位为毫克每升（mg/L）；

f——稀释系数。

9.2 按式（2）计算尿中二氯甲烷的比重校正浓度：

$$\rho = \rho_1 \times \frac{1.020 - 1.000}{d - 1.000} \quad\quad\quad\cdots\cdots\cdots\cdots\cdots\cdots\cdots\cdots\cdots\cdots\cdots\cdots\cdots（2）$$

式中：

ρ——尿中二氯甲烷的比重校正浓度，单位为毫克每升（mg/L）；

ρ_1——尿液样品中二氯甲烷的浓度，单位为毫克每升（mg/L）；

d——尿液样品的比重。

10 说明

10.1 本法检出限为 0.01 mg/L，定量下限为 0.04 mg/L（按取 7.00 mL 尿样计），测定范围为 0.04 mg/L～1.33 mg/L；相对标准偏差为 2.4%～8.0%；加标回收率为 87.2%～100.2%。

10.2 在本法条件下，尿样中可能含有的甲醇、乙醇、丙酮、正己烷、环己烷、苯、甲苯、乙苯、二甲苯、三氯乙烯、四氯乙烯、三氯甲烷、1,2-二氯乙烷等不干扰二氯甲烷的测定，尿样测定的气相色谱图见图 1。

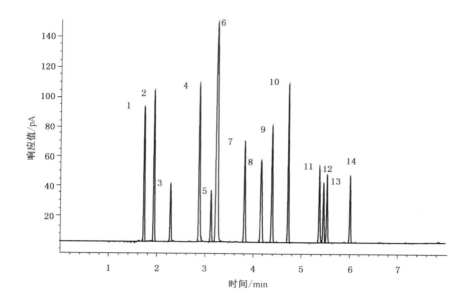

说明：

1——正己烷；

2——环己烷；

3——丙酮；

4——甲醇；

5——二氯甲烷；

6——乙醇/苯；

7——三氯乙烯；

8——三氯甲烷/四氯乙烯；

9——甲苯；

10——1,2-二氯乙烷；

11——乙苯；

12——对二甲苯；

13——间二甲苯；

14——邻二甲苯。

图 1　尿样中二氯甲烷测定的气相色谱图

第三部分

标准解读

一、GBZ 2.1—2019《工作场所有害因素职业接触限值 第1部分：化学有害因素》

劳动者在职业活动中可能接触工作场所存在或产生的各种职业性有害因素，包括化学、物理和生物性有害因素。当接触的有害因素作用于人体的浓度（强度）与时间超过一定限度，机体不能代偿其所造成的功能性或器质性病理改变，就会出现健康损害。对于职业危害的接触，世界各国通常通过立法制定职业接触限值进行控制，目的是确定安全的容许接触水平，降低职业接触风险，确保劳动者避免因接触有毒有害物质而产生或出现不良健康效应。因此，制定本标准的目的是指导用人单位采取预防控制措施，避免劳动者在职业活动过程中因过度接触化学有害因素而导致不良健康效应。

职业接触限值是职业性有害因素的接触限制量值，是劳动者在职业活动中长期反复接触某种或多种职业性有害因素，绝大多数接触者不引起不良健康效应的容许接触的安全水平。当劳动者接触职业性有害因素的浓度（强度）低于对应的限值时，即使不佩戴防护用品，也不至于出现不良健康效应。因此说，工作场所化学有害因素职业接触限值是用人单位评价工作场所卫生状况、劳动者接触化学有害因素程度以及防护措施效果的重要技术依据，是实施职业健康风险评估、风险管理及风险交流的重要工具，也可作为设定工作场所职业病危害报警值的参考值。工作场所化学有害因素职业接触限值也是职业卫生监督管理部门实施职业卫生监督检查、职业卫生技术服务机构开展职业健康风险评估以及职业病危害评价的重要技术依据。

我国工作场所化学有害因素职业接触限值最早起步于1950年，国家组织专家翻译了苏联国家标准《工厂设计卫生条例》，1956年，国家建设委员会与卫生部发布标准-101—56《工业企业设计暂行卫生标准》，在标准的附件中规定了85种物质（编号53个）的最高容许浓度（MAC）。1962年，国家卫生部、基建委及全国总工会对标准-101—56进行了修订，联合颁布GBJ 1—62《工业企业设计卫生标准》。1979年，卫生部等8部委共同发布TJ 36—79《工业企业设计卫生标准》，车间空气中有害物质最高容许浓度达到120项。2002年，为配合《职业病防治法》的实施，卫生部修订了工作场所有害因素职业接触限值，并采纳了国际公认的时间加权容许浓度和短时间接触浓度概念。2007年再次对其进行了修订，按照职业性有害因素的性质分别形成化学因素（GBZ 2.1—2007）和物理因素（GBZ 2.2—2007）职业接触限值两个部分，包括360余种化学和物理因素的职业接触限值。

自2007年以来，用人单位及职业病防治专业人员在职业病防治实践工作中反映一些亟待解决的问题，例如：如何界定职业接触、在什么情况下应当采取职业卫生行动、如何将工作场所职业性有害因素检测结果与职业接触限值进行比较、特殊工作时间制的职业接触限值校正问题以及新制修订的职业接触限值及时纳入标准等问题。为此，起草组在上述工作基础上，总结了国内外毒理学、职业流行病学资料及最新研究成果，对标准概念、文本结构、职业病危害控制原则、职业接触评估等进行了修订，对个别接触限值进行了调整，增订了近年来审议通过的职业接触限值，进而形成更新版本。

本标准在编制过程中，遵循以下原则：（1）遵循《职业病防治法》并与其配套规章相衔接的原则；（2）突出标准科学性的原则；（3）坚持既符合现阶段我国经济技术发展水平，又借鉴国外职业接触限值，秉持技术可行的原则。

修订后的标准框架包括正文和两个附录。正文包括：（1）范围，阐述本标准规定的内容和适用范围；（2）规范性引用文件；（3）术语和定义，包括14个术语或定义；（4）卫生要求，包括工作场所空气中化学有害因素容许浓度、粉尘容许浓度和生物因素容许浓度以及职业接触生物限值；（5）监测检测原则要求；（6）工作场所化学有害因素接触的控制原则及要求。标准附录A正确使用说明，包括制定工作场所化学有害因素职业接触限值的目的、不同类型职业接触限值的正确运用、对未制定职业接触限值的化学物质的控制原则、对混合接触的控制、不同工时制职业接触的评价要求、经皮吸收、致敏作用、致癌作用、生物接触限值与生物监测、应用职业接触限值时需要注意的事项等。附录B列出了新增职业接触限值的主要研究单位及主要研究人员。

与GBZ 2.1—2007相比，本次修订除编辑性修改外，主要的技术性修改包括：（1）增加6项规范性引用文件；（2）增加职业接触、不良健康效应、临界不良健康效应、峰接触浓度、接触水平、职业接触限值比值与混合接触比值、行动水平、生物监测、生物接触限值共9个与职业接触限值相关的概念或定义，删除原标准中的工作场所、工作地点、总粉尘、呼吸性粉尘及空气动力学直径5个概念和术语；引进峰接触浓度概念并替代超限倍数；（3）汇总增加了近年来年研制、修订的28种化学有害因素的职业接触限值；（4）调整8种化学物质的中文或英文名称、8种物质的CAS号，增加2种物质的CAS号；（5）增加16物质的致敏标识、4种物质的皮肤标识和14种物质的致癌标识，调整7种物质的致癌标识；（6）将一氧化氮接触限值并入二氧化氮的接触限值；（7）明确列出制定职业接触限值时依据的不良健康效应；（8）增加了生物监测指标和职业接触生物限值，汇总15项已发布职业接触生物限值标准、增加了近年来审定通过的13项职业接触生物限值；（9）进一步完善了监测检测方法的相关要求；（10）增加了工作场所化学有害因素职业接触控制原则、职业接触等级分类控制等要求；（11）进一步细化、完善了正确使用本标准的说明。

二、GBZ 4—2022《职业性二硫化碳中毒诊断标准》

GBZ 4—2002《职业性慢性二硫化碳中毒诊断标准》自2002年发布实施以来，在慢性二硫化碳中毒的诊断及治疗中起到了积极的指导作用，切实维护了广大劳动者的权益。近年来，随着我国职业性二硫化碳中毒诊断人数上升，2002年版标准在临床应用过程中面临一些新的问题，如：缺少职业性急性二硫化碳中毒诊断及处理的相关内容；慢性二硫化碳中毒诊断分级不够细化，给该职业病诊断和处理带来不便。因此，在分析现有职业性二硫化碳中毒诊断病例的文献资料和总结该职业病诊断临床实践的基础上，对标准进行修订。本次修订主要变化包括：

1. 增加了急性二硫化碳中毒诊断相关内容。由于急性中毒和慢性中毒在发病机制、临床表现等方面不尽相同，且临床上急性中毒案例时有发生，增加急性中毒诊断内容有利于规范急性中毒病例的诊断和治疗，有利于保护劳动者的健康权益。

2. 完善了慢性二硫化碳中毒诊断内容。将慢性中毒诊断分级由轻度、重度调整为轻度、中度、重度。修改了神经-肌电图提示周围神经损害的程度，并按《职业性慢性化学物中毒性周围神经病的诊断》（GBZ/T 247）调整为轻度、明显、严重。增加了肌力改变的内容。

3. 调整了处理原则的内容。主要增加了急性中毒处理的内容，删除了观察对象处理的内容。

4. 修改了附录 A 的内容，主要增加了急性中毒性心脏病和急性中毒性周围神经病的有关内容。根据标准正文部分修改内容，结合疾病临床诊断最新理论和方法，修改了中毒性急、慢性周围神经病和急、慢性中枢神经系统疾病临床诊断和分级的内容以及鉴别诊断的有关内容。

修订后名称由《职业性慢性二硫化碳中毒诊断标准》改为《职业性二硫化碳中毒诊断标准》。

三、GBZ 68—2022《职业性苯中毒诊断标准》

GBZ 68—2013《职业性苯中毒的诊断》自 2013 年发布实施以来，规范了职业性苯中毒的诊断与处理，切实保护了劳动者的健康权益，促进了职业性苯中毒预防工作的开展。近年来，在全国范围内对 GBZ 68—2013 的实施情况及追踪评价发现，慢性苯中毒诊断分级标准的血细胞界限值，与 2013 年实施的卫生行业标准 WS/T 405《血细胞分析参考区间》中更新的中国成年人群血细胞分析参考区间不一致，需要进行相应的调整。苯中毒与苯所致白血病的发病机制不同，但是 GBZ 68—2013 与 GBZ 94—2017《职业性肿瘤的诊断》中苯所致白血病的诊断内容重复，且二者的苯接触年限和疾病潜隐期不一致，故对标准进行修订。本次修订主要变化包括：

1. 修改了血细胞计数的界限值。依据 WS/T 405 中"中国成年人群血细胞分析参考区间"，在查阅国内外文献，开展苯作业人群和慢性苯中毒患者研究，总结实践经验的基础上，本标准修改了慢性苯中毒诊断分级标准中外周血细胞的界限值，且在分级诊断中注重保持与原标准的延续性。

2. 删除了白血病。由于发病机制不同，为区分职业性肿瘤与职业性中毒，更好地使用相对应的职业卫生标准，职业性慢性重度苯中毒诊断分级标准中删除了白血病。苯所致白血病在《职业病分类和目录》中列为职业性肿瘤，苯所致白血病的诊断应执行 GBZ 94。

3. 量化接触苯的职业史时间。根据慢性中毒起病时间的定义，结合国内外文献和起草组的研究数据，本次修订的标准量化了慢性苯中毒的苯接触时间，将诊断慢性苯中毒的苯职业史时间修订为"3 个月及以上密切接触苯的职业史"，增强了临床可操作性，避免了对诊断标准理解的歧义。

4. 增加了 A.4 分级标准中血细胞计数参考范围。慢性苯中毒诊断分级标准中血细胞界限值的修订，依据 WS/T 405 中"中国成年人群血细胞分析参考区间"，在 A.4 中对诊断分级中血细胞计数参考范围进行了说明。

修订后名称由《职业性苯中毒的诊断》改为《职业性苯中毒诊断标准》。

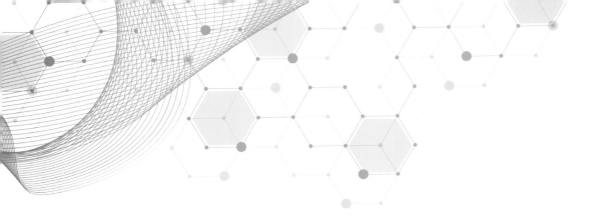

职业健康标准及实施指南

（2022）

策划编辑：张　华
责任编辑：张　华
封面设计：徐东彦

ISBN 978-7-5066-5660-3

定价：88.00 元